Knochenmark- und periphere Stammzelltransplantation

Knochenmark- und periphere Stammzelltransplantation

Medizinische Probleme der Posttransplantationsphase und Rehabilitationsstrategien

Herausgeber *H. H. Bartsch*, Freiburg i. Br.
R. Mertelsmann, Freiburg i. Br.

13 Abbildungen und 29 Tabellen, 1996

Tumortherapie und Rehabilitation

Freiburger Beiträge herausgegeben von H. H. Bartsch

KARGER Basel · Freiburg · Paris · London · New York · New Delhi · Bangkok · Singapore · Tokyo · Sydney

Die Deutsche Bibliothek – CIP-Einheitsaufnahme

Knochenmark- und periphere Stammzelltransplantation :
medizinische Probleme der Posttransplantationsphase und
Rehabilitationsstrategien; 29 Tabellen / Bd.-Hrsg. H. H. Bartsch ;
M. Mertelsmann. – Basel ; Freiburg [Breisgau] ; Paris ;
London ; New York ; New Delhi ; Bangkok ; Singapore ;
Tokyo ; Sydney : Karger, 1996
ISBN 3-8055-6262-4
NE: Bartsch, Hans H. [Hrsg.]

Dosierungsangaben von Medikamenten. Autoren und Herausgeber haben alle Anstrengungen unternommen, um sicherzustellen, daß Auswahl und Dosierungsangaben von Medikamenten im vorliegenden Text mit den aktuellen Vorschriften und der Praxis übereinstimmen. Trotzdem muß der Leser im Hinblick auf den Stand der Forschung, Änderungen staatlicher Gesetzgebungen und den ununterbrochenen Strom neuer Forschungsergebnisse bezüglich Medikamenteneinwirkung und Nebenwirkungen darauf aufmerksam gemacht werden, daß unbedingt bei jedem Medikament der Packungsprospekt konsultiert werden muß, um mögliche Änderungen im Hinblick auf die Indikation und Dosis nicht zu übersehen. Gleiches gilt für spezielle Warnungen und Vorsichtsmaßnahmen. Ganz besonders gilt dieser Hinweis für empfohlene neue und/oder nur selten gebrauchte Wirkstoffe.

Printed in Germany on acid-free paper by Druckhaus „Thomas Müntzer“ GmbH,
Bad Langensalza
ISBN 3-8055-6262-4

Inhalt

Vorwort

Die Zahl der Knochenmark- und peripheren Stammzelltransplantationen als kurative Behandlungsansätze sowohl für hämatologische und lymphatische Systemerkrankungen aber auch vermehrt bei soliden Tumorerkrankungen hat in den letzten Jahren kontinuierlich zugenommen. Das Ausmaß und die Komplexität der hämatologischen und immunologischen Folgen mit ihren Auswirkungen auf eine Reihe weiterer Organsysteme macht diese Therapieansätze zu einem extrem anspruchsvollen Behandlungskonzept.

Der vorliegende Buchband ist eine Zusammenfassung der Beiträge eines Symposiums im Mai 1995 in Freiburg, auf dem neben grundsätzlichen Fragen zur Indikation und Art des Transplantationsverfahrens einige ausgewählte Problemfelder, insbesondere der Posttransplantationsphase wie Graft-versus-Host-Reaktionen oder Infektionen, referiert wurden.

In einem zweiten Schwerpunkt des Symposiums standen Gesichtspunkte der unmittelbaren und mittelfristigen Versorgung wie auch geeignete Rehabilitationsstrategien der transplantierten Patienten im Vordergrund. Durch Erfassung eines aktuellen Bildes «im Weitwinkelformat» ist es gelungen, neben rein medizinischen Themen auch die Bereiche Pflege, Ernährung, physiotherapeutische und psychosoziale Auswirkungen umfassend zu diskutieren.

Damit bietet der vorliegende Symposiumsband die Möglichkeit, sich in kompakter Form über wesentliche Aspekte im Zusammenhang mit hämatologischen Transplantationen und insbesondere deren Folgewirkungen sowie geeigneter Therapiestrategien zu informieren.

Die Herausgeber danken daher besonders den Autoren der einzelnen Beiträge wie auch dem Karger-Verlag, der das Erscheinen dieses Bandes möglich gemacht hat.

Freiburg, im Mai 1996

Hans Helge Bartsch
Roland Mertelsmann

Bartsch HH, Mertelsmann R (Hrsg.): Knochenmark- und periphere Stammzelltransplantation.
Basel, Karger, 1996, pp 1–7

Entwicklung der hämatopoetischen Vorläuferzell-Transplantation

A. Gratwohl

Abteilung für Hämatologie, Departement Innere Medizin, Kantonsspital, Basel, Schweiz

Geschichte

Geschichte der Knochenmarktransplantation

Die Idee, durch Infusion von Blut oder «Mark» die Säfte des Körpers zu reinigen, Krankheiten zu heilen oder neue Kräfte zu erlangen, bildet Bestandteil der Medizingeschichte und geht zurück in die Mythologie. Sie ist nicht erst Produkt der modernen Ersatzteil-Medizin [1–3]. Schon Medea erneuerte mit einem intravenösen Zaubertrank das alternde Blut ihres Jason. R. Lower war 1667 in Cambridge wahrscheinlich der erste, der öffentlich und wissenschaftlich dokumentiert demonstrierte, daß das Blut im Prinzip ersetzbar sei. Er verband die Karotis eines Lammes mit der Ellenbogenvene eines Freiwilligen. Die Übertragung gelang. Injektionen von Blut oder Knochenmark – intravenös, subkutan oder intramedullär – bildeten lange Zeit Bestandteile von Therapiekonzepten für eine Vielfalt von Krankheiten, sie blieben aber lange ohne jeden dokumentierten Effekt. Es blieb ein weiter Weg bis zur heutigen Bluttransfusion und zur Transplantation von Knochenmark und peripheren Vorläuferzellen.

Ganzkörperbestrahlung

Die moderne Knochenmarktransplantation beginnt mit Hiroshima und Nagasaki und der detaillierten Beobachtung der Konsequenzen einer hohen Strahlenexposition. Menschen mit berechneten Strahlendosen von 600 bis 1000 cGy überlebten die ersten Tage mit wenig Toxizität des Zentralnervensystems und geringen gastrointestinalen Komplikationen. Sie starben aber alle 6–10 Tage später an Blutungen oder Infektionen, verursacht durch eine schwere Panzytopenie. Diese strahleninduzierte Knochenmarksaplasie zeigte die prinzipielle Möglichkeit auf, durch Bestrahlung ein krankes Knochenmark zu entfernen. Man mußte es nur ersetzen können. Lorenz et al. [4] gelang der entscheidende Durchbruch. Sie konnten in Mäusen sowie in Meerschweinchen durch Abschirmung der Milz oder durch intraperitoneale oder intravenöse Infusion von Knochenmark die bisher unvermeidlich irreversible Aplasie verhindern. Sie bewiesen das Konzept einer hämatopoetischen Stammzelle und deren Potential, ein leeres Knochenmark wieder zu erneuern.

Die ersten klinischen Versuche zu Beginn der 60er Jahre endeten mit Mißerfolgen und Ernüchterung: Abstoßung, Rezidiv der Grundkrankheit trotz Transplantation oder eine neue Krankheit, die Graft-versus-host-

Krankheit, bildeten das Resultat. Vereinzelt gelang es, Patienten mit bisher therapierefraktären Leukämien von ihrer Krankheit zu befreien. Diese Patienten starben allerdings an den Folgen der Transplantation. Sie dokumentierten die prinzipielle Machbarkeit und gaben Ansporn, das Konzept der Knochenmarktransplantation weiterzuverfolgen. Die Entdeckung der Histokompatibilitätsantigene und ihrer Bedeutung brachte den klinischen Erfolg. 1968 wurden weltweit erstmals 3 Kinder mit angeborenen schweren Immundefekten oder Wiskott-Aldrich-Syndrom erfolgreich mit einer Knochenmarktransplantation von einem HLA-identischen Geschwister transplantiert. Die Transplantation führte zu einer Normalisierung der Hämopoese und des Immunsystems. Alle drei überlebten und sind 25 Jahre später immer noch gesund [5]. Die Verbesserung des Supportive Care, neue Techniken der Thrombozytensubstitution, Breitband-Antibiotika und neue potente Immunsuppressiva wie das Cyclosporin erlaubten gegen Ende der 70er Jahre, die Therapie früh im Krankheitsverlauf vorzunehmen. Damit wendeten sich die Resultate und die Prognose. Die Knochenmarktransplantation ist heute nicht mehr Therapie der letzten Wahl im Endstadium schwerer Krankheiten, sondern integriert in moderne Therapieschemata. Dies widerspiegelt sich in der Zahl der Transplantationen. Vor 20 Jahren waren es jährlich knapp ein Dutzend Transplantationen, 1994 allein in Europa gegen 10000 [6]. Die Bedeutung der Knochenmarktransplantation als akzeptierte Therapieform wurde 1990 durch die Verleihung des Nobelpreises für Medizin an den Pionier der Knochenmarktransplantation, E. D. Thomas, unterstrichen.

Nobelpreis für Medizin

Herkunft der hämatopoetischen Vorläuferzellen für die Transplantation

Herkunft hämatopoetischer Vorläuferzellen

Ziel der Knochenmarktransplantation ist, ein krankes hämatopoetisches System durch ein funktionierendes neues zu ersetzen. Ersatz kann notwendig sein, weil das alte Knochenmark entweder fehlt, maligne entartet oder funktionell defekt ist. Ersatz kann auch im Rahmen einer intensiven Chemo-/Radiotherapie zur Behandlung solider Tumoren notwendig werden. Die transplantierten neuen Vorläuferzellen bilden im Anschluß an die Transplantation durch Proliferation und Differenzierung sämtliche korpuskulären Elemente des Blutes, die Monozyten und Makrophagen im Gewebe und die Zellen des lymphatischen Systems. Die transplantierten Vorläuferzellen können aus verschiedenen Quellen stammen und von unterschiedlicher Herkunft sein.

Mobilisierung

Ursprünglich wurde ausschließlich Knochenmark für die Transplantation verwendet [2]. Es ist, physiologisch bedingt, reich an Vorläuferzellen. In geringer Menge finden sie sich auch im peripheren Blut. Für eine Transplantation ist diese Zahl nicht ausreichend. Durch Chemotherapie und/oder hämatopoetische Wachstumsfaktoren wie G-CSF oder GM-CSF können Vorläuferzellen aber heute ins periphere Blut mobilisiert und dort mittels Zellseparatoren gewonnen werden. Ein bis zwei solche Pheresen genügen für eine Transplantation. Für die autologe Transplantation ist die Verwendung peripherer Vorläuferzellen bereits Routine und hat die Knochenmarktransplantation praktisch abgelöst. Für die allogene Transplantation beginnen die ersten Studien. Noch bestehen Bedenken, daß wegen des höheren Gehalts an T-Zellen im peripheren Blut exzessiv eine Graft-versus-Host-Krankheit auftreten wird. Die ersten Ergebnisse scheinen diese Befürchtungen zu entkräften [7]. Es ist möglich, daß die periphere Vorläuferzelltransplantation in wenigen Jahren die Knochenmarktransplantation vollständig ersetzen wird.

Nabelschnurblut
Fetale Leberzellen

Hämatopoetische Vorläuferzellen finden sich auch in der fetalen Leber und im Nabelschnurblut. Beide können für die Transplantation eingesetzt werden. Fetale Leberzellen werden experimentell bei Kindern mit Immundefekten oder kongenitalen Krankheiten und fehlendem Spender angewandt. Sie sind nicht immunkompetent und lösen keine Graft-versus-host-Krankheit aus. Ethische Bedenken und die geringe zur Verfügung stehende Spenderzahl verhindern eine routinemäßige klinische Anwendung. Im Gegensatz dazu gewinnt Nabelschnurblut als Quelle hämatopoetischer Vorläuferzellen an Bedeutung. Es enthält in genügender Anzahl Stammzellen mit besonderen proliferativen Eigenschaften. Es ist einfach zu gewinnen und praktisch unbegrenzt verfügbar. Nabelschnurblutbanken mit HLA-typisierten Zellen sind gegenwärtig als Ergänzung zu den Knochenmarkspenderdateien im Aufbau.

Graft-versus-Host-Krankheit

Graft-versus-Leukemia-Effekt

Für die Transplantation können autologe oder allogene Zellen verwendet werden. Bei der autologen Transplantation werden dem Patienten eigene Zellen entnommen, kryokonserviert und nach der Konditionierung reinfundiert. Primäres Hauptziel ist die Überbrückung der schweren langdauernden Knochenmarksaplasie nach intensiver Therapie. Die Indikation beschränkt sich dementsprechend auf radio- und chemotherapiesensitive Tumoren. Bei der allogenen Transplantation stammt das Gewebe von einem gesunden Spender. Dies kann ein eineiiger Zwilling (syngene Transplantation), ein HLA-identisches Geschwister, ein HLA-kompatibles Familienmitglied oder neuerdings ein kompatibler, freiwilliger unverwandter Spender sein. Primäres Ziel der allogenen Transplantation ist der Ersatz eines defekten Knochenmarks. Bei malignen Erkrankungen wird dabei neben der Zytoreduktion auch der Graft-versus-Leukemia-Effekt ausgenützt.

Indikationen

Indikationen

Die Indikationen für die Transplantation hämatopoetischer Vorläuferzellen sind in der Tabelle 1 zusammengefaßt. Sie gibt eine Übersicht über die 1994 in Europa durchgeführten Transplantationen, aufgelistet nach Indikation, Spendertyp und Herkunft der Zellen. Diese Daten wurden durch die Europäische Gruppe für Blut- und Knochenmarktransplantation (EBMT) bei rund 300 europäischen Teams erhoben.

Die Verteilung der Indikationen ist bei der allogenen und autologen Transplantation unterschiedlich (Tab. 2). Drei Viertel aller allogenen Trans-

Indikation und Transplantationstyp Europa 1994: Anzahl Transplantationen[1]

Indikation	Spendertyp													
	allogen								autolog			total		
	Familie						unverwandt		KM allein	OB allein	KM + PB	allo	auto	total
	HLA-id		nicht-id		Zwilling		KM	PB						
	KM	PB	KM	PB	KM	PB								
Akute myeloische Leukämie														
1. komplette Remission	439	18	6	4	5	1	19	3	342	82	35	495	459	954
Nicht 1. komplette Remission	231	24	18	3	1	2	75	2	131	30	11	356	172	528
Akute lymphatische Leukämie														
1. komplette Remission	199	6	7	1	3	2	32	2	86	45	12	252	143	395
nicht 1. komplette Remission	257	19	27	4	2	2	98	1	92	38	7	410	137	547
Chronisch myeloische Leukämie														
Chronische Phase	396	12	21	3	11	–	154	–	11	88	3	597	102	699
Nicht 1. chronische Phase	96	10	10	3	1	–	65	–	20	44	–	185	64	249
Myelodysplastische Syndrome	143	6	8	–	1	1	26	1	11	5	3	186	19	205
Chronisch lymphatische Leukämie	18	–	–	–	–	–	–	–	10	5	–	18	15	33
Myelome	88	4	2	–	1	–	2	–	76	734	55	97	865	962
Hodgkin-Lymphome	18	3	–	–	–	–	–	–	210	439	72	21	721	742
Non-Hodgkin-Lymphome	104	6	1	–	2	2	8	–	401	1098	85	123	1584	1707
Neuroblastome	2	–	–	–	1	–	–	–	83	57	15	3	155	158
Gliome	–	–	–	–	–	–	–	–	37	10	–	–	47	47
Weichteilsarkome	–	–	–	–	–	–	–	–	32	34	4	–	70	70
Keimzelltumoren	–	–	–	–	–	–	1	–	57	166	26	1	249	250
Mammakarzinome	1	–	–	–	–	–	–	–	51	708	20	1	779	780
Ewing-Sarkom	5	–	–	–	–	–	–	–	13	71	8	5	92	97
Andere solide Tumoren	1	–	–	–	–	1	–	–	66	169	8	2	243	245
Schwere aplastische Anämie + Fanconi-Anämie	172	6	9	2	1	1	39	2	1	1	–	232	2	234
Thalassämie	127	–	–	–	–	–	–	–	–	–	–	127	–	127
SCID	14	2	38	1	–	–	8	–	1	–	–	63	1	64
Kongenitale Immundefekte	40	1	16	1	–	–	17	–	–	–	–	75	–	75
Andere	42	8	3	1	1	–	12	–	1	8	–	67	9	76
Total	2393	125	166	23	30	12	556	11	1732	3832	364	3316	5928	9244

[1] HLA-id = identisches Geschwister; nicht-id = Familienspender außer HLA-identischem Geschwister; KM = Knochenmark; PB = hämopoetische Vorläuferzellen aus peripherem Blut; KM + PB = Knochenmark + hämopoetische Vorläuferzellen aus peripherem Blut; SCID = schwere kombinierte Immundefekte; allo = total allogene Transplantationen; auto = total autologe Transplantationen.

Tabelle 2

Hauptindikationen für hämatopoetische Vorläuferzell-Transplantationen in Europa 1994, aufgeteilt in autologe (Auto) und allogene (Allo) Transplantationen

	Total		Allo		Auto	
	n	%	n	%	n	%
Leukämie	3610	39	2499	76	1111	19
Lymphome	3411	36	241	7	3170	53
SAA (schwere aplastische Anämie)	234	3	232	7	2	–
Solide Tumoren	1647	18	12	–	1635	28
Kongenitale Immundefekte	342	4	332	10	10	–
Total	9244		3316		5928	

Hauptindikationen allogen/autolog

plantationen werden für Patienten mit Leukämien durchgeführt. Lymphome, schwere aplastische Anämie und kombinierte Immundefekte bilden das restliche Viertel. Im Gegensatz dazu werden rund drei Viertel aller autologen Transplantationen bei Patienten mit Lymphomen und soliden Tumoren vorgenommen. Non-Hodgkin-Lymphome und Mammakarzinome sind dabei die häufigsten Indikationen.

Spendertyp und Herkunft

Bei der allogenen Transplantation stammen drei Viertel aller Zellen von einem HLA-identischen Geschwister (Tab. 3). 17% der allogenen Transplantationen kommen durch Spenden von freiwilligen, typisierten, unverwandten Spendern zusammen. Noch vor 5 Jahren war dieser Anteil weniger als 5%. Der Anstieg in den letzten Jahren dokumentiert den Nutzen der Spenderdateien für Knochenmarktransplantationen bei unverwandten Spendern und die gute internationale Zusammenarbeit.

Die Herkunft der Zellen ist in Tabelle 4 getrennt für allogene und autologe Transplantationen zusammengefaßt. Der Anteil an Knochenmarkszellen beträgt bei der autologen Transplantation nur noch rund 30%. Bei der allogenen Transplantation beträgt der Anteil 5%. Die ersten allogenen peripheren Vorläuferzell-Transplantationen wurden allerdings erst 1991 begonnen.

Tabelle 3

Spendertyp für allogene hämatopoetische Vorläuferzelltransplantationen in Europa 1994 (alle Spendertypen berücksichtigt)

Spendertyp	n	%
HLA-identisches Geschwister	2518	76
HLA-nichtidentisches Familienmitglied	189	6
Zwilling	42	1
Unverwandter Spender	567	17
Total	3316	

Tabelle 4 Spendertyp für hämatopoetische Vorläuferzelltransplantationen in Europa 1994

Verteilung Knochenmark/peripheres Blut

Transplantation	Total		Allo		Auto	
	n	%	n	%	n	%
KM	4877	53	3145	95	1732	29
PB	4003	43	171	5	3832	65
KM + PB	364	4	*		364	6
Total	9244		3316		5928	

KM = Knochenmark; PB = peripheres Blut; KM + PB = Kombination; * = Keine Angaben.

Ausblick

Die nächsten 10 Jahre werden den Stellenwert der allogenen und autologen Vorläuferzell-Transplantation besser definieren. Solange aber keine alternative Therapie zur Verfügung steht, wird sie trotz der immer noch bedeutenden Morbidität und Mortalität für Patienten mit malignen hämatologischen Erkrankungen sowie mit angeborenen schweren Defekten des Knochenmarks die Therapie der Wahl bleiben.

Ausblick

Es ist abzusehen, daß die periphere Vorläuferzell-Transplantation die Knochenmarktransplantation ablösen wird. Positive Stammzellselektion, neue Mobilisierungstechniken und die Möglichkeit der In-vitro-Expansion werden es erlauben, eine größere Zahl Stammzellen, als es bisher möglich war, zu gewinnen und zu transplantieren. Dadurch entstehen neue Möglichkeiten. Trotz Fehlen von T-Zellen kann ein Angehen des Transplantates ohne Graft-versus-Host-Krankheit erzielt werden. Es wird erhofft, daß durch die höhere Zahl von Zellen ein Graft-versus-Leukemia-Effekt dabei erhalten bleibt.

Die Gewinnung von peripheren Stammzellen in großen Mengen ist auch Voraussetzung für den Einsatz der somatischen Gentherapie. Fehlende Gene können ersetzt und Immundefekte oder Enzymmangelkrankheiten korrigiert werden. Erste klinische Studien sind im Gange. Die Verfügbarkeit neuer hämatopoetischer Wachstumsfaktoren wird dabei die Aplasiezeit auf ein Minimum verkürzen und die Therapie sicherer und besser akzeptierbar werden lassen.

Zusammenfassung

Die vorliegende Arbeit beschreibt die Entwicklung der hämatopoetischen Vorläuferzell-Transplantation von der Knochenmarktransplantation zur peripheren Stammzelltransplantation. Sie gibt einen Überblick über das zugrundeliegende Konzept und listet die Zahl der 1994 in Europa durchgeführten Transplantationen nach Indikation, Herkunft der Zellen und Spendertyp auf.

Literatur

1 Speck B, Gratwohl A, Tichelli A, Nissen C: Knochenmarktransplantation. Schweiz Med Wochenschr 1996;126:357–361.
2 Thomas ED, Storb R, Clift RA et al.: Bone marrow transplantation. N Engl J Med 1975;292:832–895.
3 Armitage J: Bone marrow transplantation. N Engl J Med 1994;330:827–838.
4 Lorenz E, Uphoff D, Reid TR, Shelton F: Modification of irradiation injury in mice and guinea pigs by bone marrow injections. J Natl Cancer Inst 1951;12:197–203.
5 Bortin MM, Bach FH, Bekkum BW van, Good RA, Rood JJ van: 25th anniversary of the first successful allogeneic bone marrow transplants. Bone Marrow Transplant 1994;14:211–212.
6 Gratwohl A, Hermans J, Baldomero H: Hematopoietic precursor cell transplants in Europe: Activity in 1994. Report from the European Group for Blood and Marrow Transplantation (EBMT). Bone Marrow Transplant 1996;17:137–148.
7 Goldman JM: Peripheral blood stem cells for autografting. Blood 1995;85:1413–1416.

Dr. A. Gratwohl, Abteilung für Hämatologie, Departement Innere Medizin, Kantonsspital, CH-4031 Basel (Schweiz)

Bartsch HH, Mertelsmann R (Hrsg): Knochenmark- und periphere Stammzelltransplantation. Basel, Karger, 1996, pp 8–15

Autologe hämatologische Stammzelltransplantation

Winand Lange

Abteilung Hämatologie und Onkologie, Medizinische Universitätsklinik Freiburg

Dosisintensität

Die protokollgerechte Durchführung von Kombinations-Chemotherapien ist durch die Verfügbarkeit hämatopoetischer Wachstumsfaktoren in hohem Maße möglich geworden. Während früher aufgrund akuter Toxizitäten die geplante Dosisintensität häufig nicht erreicht werden konnte, sind heutzutage Dosisintensitäten von über 90% die Regel. Darüber hinaus konnte durch Verkürzung der Therapieintervalle eine weitere Steigerung der Dosisintensität erreicht werden. Aufgrund der dosislimitierenden Myelotoxizität der bekannten Chemotherapieprotokolle ist eine darüber hinausgehende Steigerung der Dosisintensität der konventionellen Chemotherapie derzeit nicht mehr möglich.

Hochdosis-Chemotherapie mit Blutstammzelltransplantation

Die derzeit höchste Dosisintensität kann durch eine Hochdosis-Chemotherapie mit anschließender Blutstammzelltransplantation erzielt werden. Voraussetzung für die Durchführung dieser Therapiemodalität ist die Mobilisierung peripherer Blutstammzellen durch Chemotherapie, hämatopoetische Wachstumsfaktoren oder eine Kombination beider [1–4].

Blutstammzellmobilisierung

Unterschiedliche Zytostatika wurden erfolgreich in Verbindung mit G-CSF oder GM-CSF [3, 5–7] eingesetzt. Darüber hinaus zeigten die Kombinationen von IL-3 und GM-CSF oder G-CSF ebenfalls sehr gute Mobilisierungsresultate [8–11]. Andere Wachstumsfaktoren wie PIXY 321, Stem Cell Factor, Erythropoetin oder MIP-1 alpha oder Kombinationen von diesen werden derzeit auf ihre Effizienz hin untersucht.

Die Mobilisierung von Progenitorzellen durch alleinige Zytokingabe ist offensichtlich dosisabhängig. Für G-CSF konnte eine klare Dosis-Wirkungs-Beziehung für Dosierungen von 5, 10 und 24 μg/kg Körpergewicht/Tag gezeigt werden [1, 12]. Ähnliches wurde über GM-CSF bei Dosierungen von 125 bzw. 250 $\mu g/m^2$ berichtet [13]. Werden die beiden genannten Substanzen in Kombination eingesetzt, so wurden bisher widersprüchliche Resultate erzielt [14, 15].

Aufgrund der unterschiedlichen Grundkrankheiten der Patienten, der verschiedenen Art und Intensität der vorangegangenen Therapie sowie differenzierter Applikations- und Dosisformen der verschiedenen Wachstumsfaktoren ist ein optimales Mobilisierungsprotokoll bisher nicht bekannt. Der Durchschnittspatient kann mit den heutzutage käuflich zu erwerbenden Zytokinen G-CSF und GM-CSF ausreichend mobilisiert werden. Dabei ist zu bemerken, daß G-CSF weniger Nebeneffekte als GM-CSF verursacht. Die empfohlene Dosis beträgt für G-CSF 5 μg/kg Körpergewicht/Tag und 250 $\mu g/m^2$/Tag für GM-CSF.

Frühe Stammzell-konservierung

Bei Patienten ohne massive Vortherapie kann üblicherweise durch eine bis zwei Leukapheresen eine qualitativ und quantitativ ausreichende Anzahl an peripheren Blutstammzellen gewonnen werden. Zu bedenken ist, daß im Hinblick auf eine eventuell in der Zukunft eintretende Indikation zur Hochdosis-Chemotherapie eine Kryokonservierung von Blutstammzellen erfolgen muß, bevor der Stammzellenpool durch entsprechende Vortherapien erschöpft wurde.

Vorteile der Blutstammzell-transplantation

Hochdosis-Chemotherapien in myeloablativen Dosierungen sind durch die Rückgabe der peripheren Stammzellen nach Beendigung der Chemotherapie ebenfalls möglich geworden (Abb. 1, 2). Im Vergleich zur autologen Knochenmarktransplantation liegt der bedeutende Vorteil der peripheren Blutstammzelltransplantation in einer deutlich schnelleren hämatopoetischen Regeneration. Es ist möglich geworden, die Dauer einer schweren Neutro- oder Thrombopenie auf etwa 4–6 Tage nach Chemotherapieende zu verkürzen. Die vor allem infektbedingte transplantationsassoziierte Letalität konnte so auf etwa 2–5% gesenkt werden. Neben der schnellen hämatopoetischen Regeneration ist auch eine sichere Langzeithämatopoese durch die peripheren Stammzellen als gesichert anzusehen.

Wachstumsfaktoren nach Blutstammzell-transplantation

Bezüglich des klinischen Verlaufs, der optimalen Dosierung und Applikation von Wachstumsfaktoren nach peripherer Stammzelltransplantation werden derzeit prospektive randomisierte Phase-3-Studien durchgeführt. Solange noch keine verläßlichen Daten vorliegen, ist der kri-

Abbildung 1

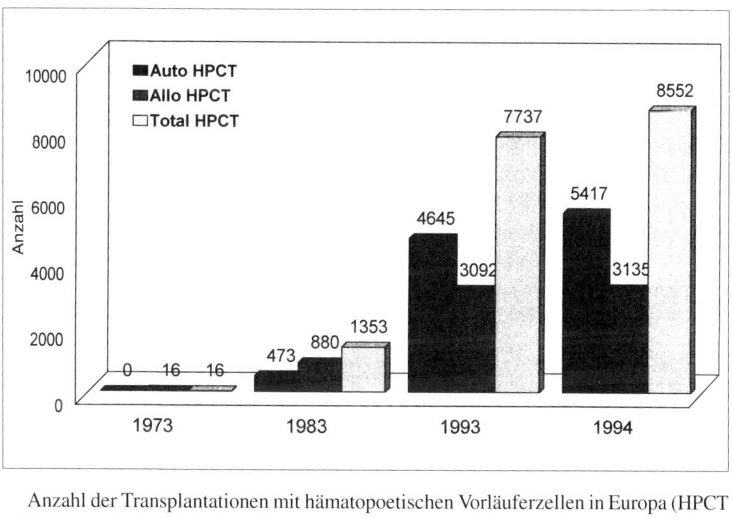

Anzahl der Transplantationen mit hämatopoetischen Vorläuferzellen in Europa (HPCT = hämatopoetische Vorlauferzelltransplantation).

Abbildung 2

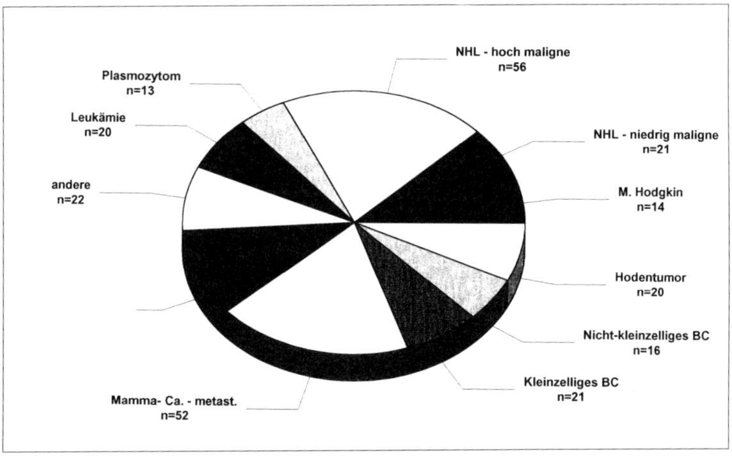

Erkrankungen und deren Häufigkeiten, für die in Freiburg von Mai 1991 bis März 1995 autologe Blutstammzelltransplantationen durchgeführt wurden (n = 300)

tische Einsatz von Zytokinen in dieser Situation gerechtfertigt. Die kleinste der theoretischen Dosis von 5 μg/kg Körpergewicht/Tag (für G-CSF) und 250 $\mu g/m^2$/Tag (für GM-CSF) nahekommende käuflich erhältliche Menge sollte so lange gegeben werden, bis die Leukozytenzahlen sicher über 1000/μl angestiegen sind.

Tumorzellkontamination

CD34+-Selektion vs. Tumorzelldepletion

Ein mögliches Problem der autologen Blutstammzelltransplantation stellt die Kontamination des Transplantats mit Tumorzellen dar. Genmarkerstudien mit Blutstammzellen bei Patienten mit hämatologischen malignen Systemerkrankungen konnten zeigen, daß ein Relaps nach myeloablativer Chemotherapie auch aus den retransfundierten Blutstammzellen resultieren kann [18]. Ob bei soliden Tumoren kontaminierende Tumorzellen in der Lage sind, ebenfalls ein Rezidiv zu verursachen, kann derzeit nicht sicher beurteilt werden. Durch eine Positivselektion gesunder $CD34^+$-Stammzellen bzw. eine Depletion maligner Zellen, beispielsweise durch Anti-B-Zell-Antikörper bei Lymphomen, kann der Anteil der kontaminierenden Tumorzellen um den Faktor 1000 reduziert werden [19]. Darüber hinaus können in Expansionskulturen von $CD34^+$-Stammzellen Bedingungen gewählt werden, die einen Selektionsnachteil für maligne Tumorzellen darstellen, so daß hieraus ein Depletionseffekt für diese Zellen resultiert.

Beispiel Mammakarzinom

Zytostatika

Bei Mammakarzinom konnten präklinische und klinische Studien eindeutig eine Dosis-Wirkungs-Beziehung der Chemotherapie belegen. Die bisher dosislimitierende Myelotoxizität der eingesetzten Zytostatika kann durch die Retransfusion peripherer Blutstammzellen nach Ende der Chemotherapie überwunden werden. Die derzeit eingesetzten Protokolle enthalten in erster Linie Alkylantien (Cyclophosphamid, Ifosfamid, Thiotepa) in Kombination mit anderen Zytostatika (Adriamycin, Epirubicin, Mitoxantrone, Cisplatin, Carboplatin), deren Effizienz beim Mammakarzinom bewiesen ist.

Klinische Resultate – Stadium M1

Williams et al. [20] führten nach einer Induktionstherapie eine Hochdosis-Chemotherapie mit anschließender Stammzelltransplantation bei Patientinnen mit Mammakarzinom Stadium IV durch. 59 Patientinnen wurden in die Studie einbezogen und erhielten einen oder zwei unterschiedliche Induktions-Chemotherapiezyklen. Patientinnen, die eine komplette (CR) oder partielle Remission (PR) bzw. eine stabile Erkrankung erzielten, wurden in das Intensivierungsprotokoll eingeschlossen. 44 von 48 einschließbaren Patientinnen wurden hochdosistherapiert und anschließend stammzelltransplantiert. 11 der 23 PR wurden dadurch in eine CR übergeführt, und 2 dieser Patientinnen blieben in CR über 2 Jahre hinaus.

Klinische Resultate – Hochrisikosituation

Eine andere Gruppe mit schlechter Prognose bilden Frauen im Stadium II und III mit wenigstens 10 befallenen Lymphknoten, da diese nur eine etwa 15–20%ige 10-Jahres-Überlebenswahrscheinlichkeit haben. Peters et al. [21] berichteten über 85 Patientinnen in der oben genannten Situation, die zunächst mit einer Standarddosis induziert wurden und danach mit einer Hochdosistherapie mit Stammzelltransplantation behandelt wurden. Bei einer mittleren Beobachtungszeit von 2,5 Jahren lag das ereignisfreie Überleben bei 72% mit einer therapiebedingten Mortilität von 12%. Gianni et al. [22] berichteten über ähnliche Ergebnisse etwa 2 Jahre nach Durchführung der Hochdosistherapie.

Im Vergleich zu historischen Kontrollen konnte bei Patentinnen in Hochrisikosituationen mit ausgedehntem axillärem Lymphknotenbefall die Hochdosis-Chemotherapie als adjuvante Therapie einen eindeutigen Überlebensvorteil erzielen.

Im metastasierten Stadium des Mammakarzinoms konnten durch Hochdosis-Chemotherapien mit Stammzellsupport zwar hohe Ansprechraten beobachtet werden, die Dauer der Remissionen war jedoch relativ kurz. Kürzlich vorgelegte vorläufige Daten weisen allerdings darauf hin, daß möglicherweise eine Untergruppe dieser Patientinnen doch in Form einer verlängerten Überlebensrate profitieren konnte.

Nebenwirkungen

Nicht hämatologische Toxizitäten werden in erster Linie durch die Alkylanzien im Rahmen der Hochdosis-Chemotherapie verursacht. Ziel sollte es sein, Therapieprotokolle mit tolerabler Morbidität und geringer Mortalität zu entwickeln, die dennoch eine effektive Eliminierung der Grunderkrankung ermöglichen.

Frühtoxizität

Organe, die im Rahmen der Hochdosis-Chemotherapie bei Mammakarzinom geschädigt werden, sind Leber, Lungen, Herz, Nieren, Haut und Knochenmark sowie selten das Zentralnervensystem. «Veno-occlusive diesease» der Leber, ein Syndrom, das in etwa 20–40% der autologen Transplantation auftritt und vorübergehend oder selten tödlich sein kann, zeichnet sich durch plötzliche Gewichtszunahme, abdominelle Schmerzen und ein erhöhtes Bilirubin kurze Zeit nach Transplantation aus [23].

Lungentoxizität kann direkt toxisch verursacht sein aufgrund der Zytostatika mit nachfolgenden Entzündungen wie Fibrose, alveolären Einblutungen oder gleichzeitigen Infektionen [24]. Typische Symptome sind plötzliche Atemnot, Hypoxie, Fieber und interstitielle Infiltrate. Häufig ist eine bronchoalveoläre Lavage erforderlich, um die Diagnose zu sichern. BCNU und Cyclophosphamid sind Zytostatika, die häufig mit Lungentoxizität einhergehen. Darüber hinaus können freigesetzte Zytokine zum Zeitpunkt der hämatologischen Regeneration Lungenschäden setzen. Schwere Kardiotoxizität tritt in etwa 5–10% der Transplantationen auf, bei denen Hochdosis-Cyclophosphamid gegeben wird. Herzinsuffizienz oder hämorrhagische Myokardnekrose können auftreten [4, 26]. Frühere Antrazyklingaben können möglicherweise die Kardiotoxizität verstärken. Nierentoxizität resultiert oft aus einer Kombination von Schädigungen einschließlich Zytostatika, Aminoglykoside, Dehydratation, Tumorlyse, Sepsis oder Hypotension. Meist ist die Niereninsuffizienz reversibel [27].

Spättoxizität

Bezüglich der Langzeitinzidenz von Sekundärmalignomen nach Kombinationen von hochdosierten Alkylanzien und Stammzelltransplantation finden derzeit Beobachtungen statt. Aus Seattle wurde berichtet, daß die Wahrscheinlichkeit für das Auftreten eines Sekundärmalignoms nach 15 Jahren bei ungefähr 6% bei Konditionierungsprotokollen ohne Ganzkörperbestrahlung und bei 20% für Protokolle mit Ganzkörperbestrahlungen liegt [28]. Genaue Daten für Patientinnen nach Hochdosistherapie wegen Mammakarzinoms liegen derzeit noch nicht vor.

Zukünftige Entwicklungen

Zahlreiche Studienergebnisse, die für eine höhere Effizienz der Hochdosis-Chemotherapie im Vergleich zur konventionellen Chemotherapie sprechen, wurden bereits veröffentlicht. Eindeutige objektive Daten werden allerdings erst in einigen Jahren, nach Abschluß von multizentrischen prospektiven randomisierten Studien, zur Verfügung stehen. Sollte sich das Prinzip der Hochdosis-Chemotherapie mit Stammzellsupport als überlegen erweisen, so wird sich möglicherweise durch die wiederholte Anwendung einer Hochdosis-Chemotherapie noch eine Verbesserung in der Effizienz der Therapie realisieren lassen. Derartige Konzepte mit Tandem-Transplantationen oder sequentiellen mehrfachen Hochdosis-Chemotherapien werden bereits in ersten klinischen Studien international überprüft (Tab. 1).

Ex-vivo-Expansion

Durch optimierten Einsatz von Zytokinen wird es möglich sein, eine ausreichende Anzahl qualitativ hochwertiger Blutstammzellen zu mobilisieren. Die Gefährdung der Patienten durch Neutro- und Thrombopenie wird durch neuartige Expansionsverfahren von Stammzellen sowie linien-

Tabelle 1 Empfehlungen der «European Group for Blood and Bone Marrow Transplantation» bezüglich der Indikationen zur antologen Transplantation (Stand: Oktober 1995)

Krankheit	Krankheitsstatus	Maßnahme
Akute myeloische Leukämie	CR 1	Standard
	CR 2 oder 3	Standard
	Rezidiv	keine Empfehlung
Akute lymphatische Leukämie	CR 1 oder 2	Standard
Chronisch-myeloische Leukämie	CP	CRP
	fortgeschritten	CRP
Chronisch-lymphatische Leukämie		Pilotstudie
Non-Hodgkin-Lymphom/Morbus Hodgkin		Standard
Myelom		Standard
Myeolodysplastisches Syndrom		CRP
Brustkrebs	adjuvant/metastasiert	CRP
Brustkrebs	Rezidiv	CRP
Keimzelltumoren		CRP

CRP = Klinisches Forschungsprotokoll; CR = vollständige Remission; CP = chronische Phase.

spezifische Differenzierung im Sinne eines Graft-Engineering weiter reduziert werden, so daß die Myelotoxizität der Hochdosis-Chemotherapie von untergeordneter Rolle sein wird. Die Verringerung anderer Organtoxizitäten wird bei der Entwicklung neuartiger hochwirksamer Therapieprotokolle von besonderer Bedeutung sein.

Literatur

1 Nademanee A, Sniecinski I, Schmidt GM, Dagis AC, O'Donnell MR, Synder DS, Parker PM, Stein AS, Smith EP, Stepan DE, Margolin KA, Niland JC, Forman SJ: High-dose therapy followed by autologous peripheral blood stem cell transplantation for patients with Hodgkin's disease and non-Hodgkin's lymphoma using unprimed and granulocyte colony-stimulating factor-mobilized peripheral blood stem cells. J Clin Oncol 1994; 12: 2176–2186.

2 Hohaus S, Goldschmidt H, Ehrhardt R, Haas R: Successful autografting following myeloablative conditioning therapy with blood stem cells mobilized by chemotherapy plus rh-G-CSF. Exp Hematol 1993; 21: 508–514.

3 Sica S, Dimario A, Salutari P, Etuk P, Jovino MS, Pierelli L, Marra R, Teofili L, Donofrio G, Leone G: Sequential peripheral blood progenitor cell transplantation after mobilization with salvage chemotherapy and G-CSF in patents with resistant lymphoma. Am J Hematol 1994; 46: 18–23.

4 Klumpp TR, Mangan KF, Glenn LD, Malaspina DR, Cropper T, Mullaney M, MacDonald JS: Phase I/II study of high-dose cyclophosphamide, etoposide and cisplatin followed by autologous bone marrow or peripheral blood stem cell transplantation in patients with poor prognosis Hodgkin's disease or non-Hodgkin's lymphoma. Bone Marrow Transplant 1993; 12: 337–345.

5 Sutherland HJ, Eaves CJ, Lansdorp PM, Phillips GL, Hogge DE: Kinetics of committed and primitive blood progenitor mobilization after chemotherapy and growth factor treatment and their use in autotransplants. Blood 1994; 83: 3808–3814.

6 Ho AD, Gluck S, Germond C, Sinoff C, Dietz G, Maruyama M, Corringham RET: Optimal timing for collections of blood progenitor cells following induction chemotherapy and granulocyte-macrophage colony-stimulating factor for autologous transplantation in advanced breast cancer. Leukemia 1993; 7: 1738–1744.

7 Elias AD, Ayash L, Anderson KC, Wheeler C, Lynch C, Pap S, Pelaez J, Demetri G, Bibbo J, Schnipper L, Griffin JD, Frei E III, Antman K: Mobilization of peripheral blood progenitor cells by chemotherapy and granulocyte-macrophage colony-stimulating factor for hematologic support after high-dose intensification for breast cancer. Blood 1992; 79: 3036–3044.

8 Brugger W, Bross K, Frisch J, Dern P, Weber B, Mertelsmann R, Kanz L: Mobilization of peripheral blood progenitor cells by sequential administration of interleukin-3 and granulocyte-macrophage colony-stimulating factor following polychemotherapy with etoposide, ifosfamide, and cisplatin. Blood 1992; 79: 1193–1200.

9 Haas R, Ehrhardt R, Witt B, Goldschmidt H, Hohaus S, Pforsich M, Ehrlich H, Farber L, Hunstein W: Autografting with peripheral blood stem cells mobilized by sequential interleukin-3/granulocyte-macrophage colony-stimulating factor following high-dose chemotherapy in non-Hodgkin's lymphoma. Bone Marrow Transplant 1993; 12: 643–649.

10 Hogge DE, Eaves CJ, Sutherland HJ, Lansdorp PM, Phillips GL: Administration of IL-3 and GM-CSF after high-dose cyclophosphamide mobilizes blood progenitors which enhance platelet recovery following autologous transplantation (abstract 412). Blood 1994; 84 (suppl 1): 106.

11 D'Hondt V, Guillaume T, Humblet Y, Doyen C, Chatelain B, Feyens AM, Staquet P, Osselaer JC, Mull B, Symann M: Tolerance of sequential or simultaneous administration of interleukin-3 and G-CSF in improving peripheral blood stem cells harvesting following multi-agent chemotherapy: A pilot study. Bone Marrow Transplant 1994; 13: 261–264.

12 Zeller W, Cassens U, Stockschlader M, Kruger W, Kabisch H, Kuhnl P, Hossfield DK, Zander AR: Higher dose of G-CSF increases yield of mobilized $CD34^+$ cells (abstract 413). Blood 1994; 84(suppl 1): 106.

13 Bishop MR, Anderson JR, Jackson JD, Bierman PJ, Reed EC, Vose JM, Armitage JO, Warkentin PI, Kessinger A: High-dose therapy and peripheral blood progenitor cell transplantation: Effects of recombinant human granulocyte-macrophage colony-stimulating factor on the autograft. Blood 1994; 83: 610–616.

14 Willerford DM, Preffer F, McAfee S, Scavone M, Spitzer TR: Mobilization of early and late hematopoietic precursors using GM-CSF, G-CSF or combined GM-CSF and G-CSF following chemotherapy (abstract 350). Blood 1994; 84(suppl 1): 90.

15 Spitzer G, Mathews M, Dunphy F, Bowers C, Petruska P, Velasquez W, Broun G, Kronmueller N, Niemeyer R, McIntyre W, Adkins D: Are growth factors (GF) combinations superior to G-CSF alone for mobilization of peripheral blood stem cells (PBSC): A randomized study comparing G-CSF to G-CSF with GM-CSF for PBSC mobilization (abstract 415). Blood 1994; 84 (suppl 1): 107.

16 Dreger P, Haferlach T, Eckstein V, Jacobs S, Suttorp M, Loffler H, Ruscholtz WM, Schmitz N: G-CSF mobilized peripheral blood progenitor cells for allogeneic transplantation: Safety, kinetics of mobilization, and composition of the graft. Br J Haematol 1994; 87: 609–613.

17 Bensinger WI, Weaver CH, Appelbaum FR, Rowley S, Demirer T, Sanders J, Storb R, Buckner CD: Transplantation of allogeneic peripheral blood stem cells mobilized by recombinant human granulocyte colony stimulating factor. Blood 1995; 85: 1655–1658.

18 Deisseroth AB, Zu Z, Claxton D, Hanania EG, Fu S, Ellerson D, Goldberg L, Thomas M, Janicek K, Anderson WF, Hester J, Korbling M, Durett A, Moen R, Berenson R, Heimfeld S, Hamer J, Calvert L, Tibbits P, Talpaz M, Kantarjian H, Champlin R, Riading C: Genetic marking shows that Ph^+ cells present in autologous transplants of chronic myelogenous leukemia (CML) contribute to relaps after autologous bone marrow in CML. Blood 1994; 83: 2068–3076.

19 Brugger W, Bross KJ, Glatt M, Weber F, Mertelsmann R, Kanz L: Mobilization of tumor cells and hematopoietic progenitor cells into peripheral blood of patients with solid tumors. Blood 1994; 83: 636–640.

20 Williams SF, Britran JD, Richards JM, et al: Peripheral blood derived stem cell collection for use in autologous transplantation after high-dose chemotherapy: An alternative approach. Bone Marrow Transplant 1990; 5: 129–133.

21 Peters WP, Ross M, Vredenburgh JJ, et al: High-dose chemotherapy and autologous bone marrow support as consolidation after standard-dose adjuvant therapy for high-risk primary breast cancer. J Clin Oncol 1993; 11: 1132–1143.

22 Gianni AM, Siena S, Bregni M, et al: Growth factor-supported high-dose sequential (HDS) adjuvant chemotherapy in breast cancer ≥10 positive nodes (abstract). Proc Am Soc Clin Oncol 1992; 11: 68.

23 McDonald GB, Hinds MS, Fisher LD, et al: Veno-occlusive disease of the liver and multi-organ failure after bone marrow transplantation: A cohort study of 355 patients. Ann Intern Med 1993; 118: 255–267.

24 Bearman SI, Applebaum TR, Buckner CD, et al: Regimen-related toxicity in patients undergoing bone marrow transplantation. J Clin Oncol 1988; 6: 1562–1568.

25 Holler E, Kolb HJ, Moller A, et al: Increased serum levels of tumor necrosis factor precede major complications of bone marrow transplantation. Blood 1990; 75: 1011–1016.

26 Goldberg MA, Antin TH, Guinar EC, et al: Cyclophosphamide cardiotoxicity: An analysis of dosing as a risk factor. Blood 1986;68:114–118.
27 McDonald GB, Hinds MS, Fisher LD, et al: Liver disease in marrow transplant patients leads to multi-organ failure: A prospective study of 355 patients. Hepatology 1991, 14:163.
28 Deeg HJ: Delayed complications after bone marrow transplantation; in Forman ST, Blume KG, Donnell Thomas E (eds): Bone Marrow Transplantation. Boston, MA, Blackwell Scientific, 1994, pp 538–544.

PD Dr. Winand Lange, Medizinische Universitätsklinik Freiburg, Abteilung Hämatologie und Onkologie, Hugstetter Straße 55, D-79106 Freiburg (Deutschland)

Bartsch HH, Mertelsmann R. (Hrsg): Knochenmark- und periphere Stammzelltransplantation.
Basel, Karger, 1996,pp 16–24

Infektiöse Komplikationen nach autologer und allogener Stammzelltransplantation

Holger Hebart, Hermann Einsele

Abteilung, Innere Medizin II, Medizinische Universitätsklinik und Poliklinik,
Eberhard-Karls-Universität Tübingen

Einleitung

Immundefekt

Autologe und allogene Stammzelltransplantationen gehen unabhängig von der Vorbehandlung mit einer iatrogen induzierten Immundefizienz einher, die bei unkompliziertem Verlauf ungefähr 1 Jahr anhält und eine erhöhte Anfälligkeit gegenüber Viren, Bakterien und Pilzen bedingt. Trotz des prophylaktischen und therapeutischen Einsatzes neu entwickelter antibakterieller, antifungaler und antiviraler Substanzen stellen infektiöse Komplikationen neben der akuten Transplanat-gegen-Wirt-Reaktion die Haupttodesursache nach allogener Stammzelltransplantation dar [3]. Aufgrund einer deutlich schnelleren Immunrekonstitution und fehlender Transplantat-gegen-Wirt-Reaktion mit eine daraus resultierenden, oft lang andauernden immunsuppressiven Therapie ist die Inzidenz schwerer infektiöser Komplikationen nach autologer Stammzelltransplantation im Vergleich zur allogenen Situation deutlich geringer [20]. Akute und chronische Transplantat-gegen-Wirt-Reaktionen sowie ihre immunsuppressive Behandlung sind somit die wesentlichen Risikofaktoren infektiöser Komplikationen nach allogener Stammzelltransplantation [15].

Pathophysiologie des Immundefekts

Risikofaktoren
Pathophysiologie

In der Frühphase nach Stammzelltransplantation stellen die Panzytopenie, insbesondere die Neutropenie, sowie Chemotherapie-induzierte Störungen der Schleimhautbarriere die wesentlichen Risikofaktoren für infektiöse Komplikationen dar. Die Dauer der Neutropenie ist abhängig von der Anzahl transplantierter hämatopoetischer Stammzellen, der Verwendung zytotoxischer Substanzen zur Prophylaxe der Transplantat-gegen-Wirt-Reaktion sowie vom Einsatz von Purging-Verfahren. Die Muskositis wird im wesentlichen bestimmt durch die verwendeten Konditionierungsprotokolle und die Frühreaktivierung von Herpes-simplex-Virus Typ 1. Weitere Risikofaktoren für systemische Infektionen stellen zentralvenöse Verweilkatheter und eine Malnutrition in der frühen Phase nach Transplantation dar. Folglich dominieren bis zum Engraftment des Stammzelltransplantats bakterielle Infektionen und seltener Candida-Fungämien das klinische Bild [3]. Nach dem Engraftment des Transplantats bleibt ein schwerer kombinierter Defekt der Zahl und Funktion der T- und B-Lymphozyten fortbestehen. Auch bei fehlender Transplantat-gegen-Wirt-Reaktion ist das CD4/CD8-Verhältnis bis etwa $^1/_2$ Jahr nach Transplantation deutlich erniedrigt. Daraus resultieren Störungen der Helferfunktion der T-Zellen sowohl für die Immunglobulinsynthese als auch für die Ausbildung zytotoxischer T-Effektorzellen. Die verminderte Proliferationsfähigkeit und Differenzierung der Lymphozyten ist Ausdruck der eingeschränkten Produktion von Lymphokinen. Immunphänotypische und molekularbiologische T-Zell-Rezeptoranalysen nach Transplantation zeigen ferner eine deutliche Einschränkung des T-Zell-Rezeptorrepertoires. Die Unreife des humoralen Immunsystems ist Ausdruck einer Rekapitulation der Ontogenese. Trotz normalisierter Zellzahlen der Neutrophilen und Monozyten/Makrophagen im peripheren Blutbild bestehen funktionelle Störungen mit verminderter Fähigkeit zur Chemotaxis und Phagozytosefähigkeit fort. Bei Auftreten von Transplantat-gegen-Wirt-Reaktionen werden die beschriebenen Immundefekte noch verstärkt. Eine schwere chronische Transplantat-gegen-Wirt-Reaktion führt zu einer unspezifischen Immunsuppression, die Infektionen auch mit opportunistischen Erregern begünstigt.

Erregerspektrum

Folglich dominieren in dieser Phase virale Infektionen, insbesondere solche durch das Zytomegalievirus, und Pilzinfektionen, seltener Infektionen durch *Pneumocystis carinii*. Bei fortbestehender chronischer Transplantat-gegen-Wirt-Reaktion mit Einschränkung der Phagozytosefähigkeit und Opsonisierung sind die Patienten auch durch verkapselte grampositive Bakterien gefährdet.

Bakterielle Infektionen

Bakterielle Erreger

Wie zu Beginn kurz dargestellt, sind Stammzelltransplantatempfänger vor allem in der Phase bis zum Engraftment durch bakterielle Infektionen gefährdet. Dabei gehen diese Infektionen von Alterationen im Bereich der Magen-Darm- und Mundschleimhaut und der Haut aus, vor allem bei zentral-venösen Verweilkathetern. Die Inzidenz bakterieller Infektionen kann durch den Einsatz von Lamina-Airflow-Einheiten deutlich reduziert werden.

Gramnegative Bakterien

In den frühen 70er Jahren waren gramnegative Problemkeime wie *Pseudomonas aeruginosa, Klebsiella pneumoniae* und *Escherichia coli* für zirka 70% der Bakteriämien in der Frühphase verantwortlich [3]. Eine hohe Inzidenz des septischen Schocks, insbesondere bei protrahiertem Therapiebeginn mit wirksamen Antibiotika, komplizierte oft den klinischen Verlauf [3]. Der zunehmende Einsatz von Cotrimoxazol und Chinolonen zur enteralen Dekontamination führte zu einer grundlegenden Änderung des Keimspektrums mit einer Dominanz koagulasepositiver Staphylokokken. Bei Bakteriämien in der Frühphase werden heutzutage zumeist *Staphylococcus epidermidis* und *Staph. aureus. Streptococcus viridans* oder *Strep. pneumoniae*, aber auch Corynebacterium species isoliert.

Grampositive Bakterien

Septischer Schock

Staph. epidermidis-Infektionen sind dabei häufig durch Multiresistenzen gekennzeichnet. Insbesondere bei schwerer chronischer Transplantat-gegen-Wirt-Reaktion werden auch noch in der Spätphase schwere Septikämien durch *Streptococcus mitis* mit oft letal endendem septischem Schock beobachtet.

Pilzinfektionen

Invasive Mykose

Die Inzidenz invasiver Mykosen hat in den letzen 20 Jahren stetig zugenommen und liegt aktuell zwischen 10 und 20% [22]. Dies ist unter anderem auf die steigende Anzahl von Fremdspender- und HLA-Mismatch-Transplantationen zurückzuführen, die durch eine hohe Rate schwerer akuter und chronischer Transplantat-gegen-Wirt-Reaktionen mit lang andauernder immunsuppressiver Therapie gekennzeichnet sind. Bekannte Risikofaktoren für die Entwicklung einer invasiven Mykose stellen Langzeittherapien mit Breitspektrum-Antibiotika, lang andauernde Aplasiephasen, zentrale Venenkatheter, akute und chronische Transplantat-gegen-Wirt-Reaktionen und die Gabe von Steroiden zur Therapie dieser Komplikationen dar. Weiterhin wurden ein hohes Alter des Stammzelltransplantat-Empfängers, eine niedrige Anzahl transplantierter Stammzellen, zurückliegende Zytomegalie-Virus(CMV)-Infektionen und der Zustand nach Splenektomie als signifikante Risikofaktoren beschrieben [23].

Letalität

Die Letalität der invasiven Mykose, insbesondere der invasiven Aspergillose, nach allogener Stammzelltransplantation ist mit 80–90% sehr hoch. Die frühzeitige Einleitung einer antifungalen Therapie ist für eine Reduktion dieser hohen Mortalität essentiell. Die derzeit zur Verfügung stehenden kommerziellen Testverfahren sind nach wie vor unbefriedigend, da sie eine niedrige Sensitivität und leider oft auch ein geringe Spezifität aufweisen [18].

Nachweismethoden

Zum Nachweis von Candida-Infektionen stehen Lysezentrifugations-Kulturmedien und serologische Verfahren mit dem Nachweis von Antikörpern und Antigenen zur Verfügung. Die Kulturverfahren sind bei 30–50% der Patienten mit dokumentierter invasiver Candidiasis falsch-negativ, vor allem bei der chronisch disseminierten oder hepatolienalen Candidiasis sind positive Blutkulturen eine Rarität. Bei täglicher Bestimmung des Candida-Antigens, einem Nachweis von Mannan-Bestandteilen der Pilzzellwand, können zirka 70% der Patienten mit dokumentierter invasiver Candidiasis identifiziert werden. Allerdings kann nur ein Teil der Candida species mit diesem Assay erfaßt werden, außerdem ist die Rate falsch-positiver Ergebnisse insbesondere bei Patienten mit Niereninsuffizienz hoch [18]. Die Sensitivität und insbesondere die Spezifität der Antikörpernachweisverfahren weisen im Vergleich zum Antigen-Test keine Vorteile auf. Die diagnostischen Möglichkeiten bei Verdacht auf eine invasive Aspergillose sind gering, und positive Blutkulturen bei dokumentierter invasiver Aspergillose sind im klinischen Alltag eine Rarität. Der Nachweis von Galactomannanen im Serum ist hochspezifisch, die verfügbaren Tests sind allerdings leider wenig sensitiv [18]. Aufgrund der schlechten diagnostischen Möglichkeiten werden immunsupprimierte Patienten deshalb zumeist bei Verdacht auf eine invasive Mykose einer potentiell toxischen antifungalen Therapie ausgesetzt. Erste Erfahrungen einer frühzeitigen Diagnostik durch den Einsatz hochsensitiver und spezifischer Nachweisverfahren basierend auf der Polymerase-Kettenreaktion (PCR) sind sehr erfolgversprechend und könnten zukünftig eine deutliche Verbesserung der diagnostischen Möglichkeiten darstellen [8]. Eine klinische Anwendung an großen Patientenkollektiven steht zum gegenwärtigen Zeitpunkt jedoch noch aus.

Candida species

Nach Stammzelltransplantation werden Candida-Infektionen nach wie vor am häufigsten beobachtet, wobei neben *Candida albicans* und *Candida tropicalis* zunehmend auch seltenere Candida species wie *C. krusei, C. parapsilosis, C. lusitianae* oder *C. glabrata* beobachtet werden [28]. Eintrittspforten sind zumeist Schleimhautläsionen im Bereich des Gastrointestinaltraktes und der Mundschleimhaut. Die klinische Symptomatik reicht von der oberflächlichen Kolonisierung über die invasive Schleimhautinfektion bis zur tiefen Organinvasion oder zu disseminierten Infektionen [13]. Candida species sind Bestandteil der Flora im Bereich der Mundschleimhaut, des Gastrointestinaltraktes und der Vagina. 80% der Transplantatempfänger sind mit *Candida albicans* kolonisiert, davon entwickeln zirka 5% eine disseminierte Infektion [25]. *Candida tropicalis* weist eine höhere Pathogenität bei niedrigerer Kolonisationsrate auf, so daß bei Nachweis dieses Keims in Überwachungskulturen in etwa 50–60% der Fälle mit einer disseminierten Infektion gerechnet werden muß [26]. Die hämatogene Disseminierung von Candida species führt zu Absiedlungen in Nieren, Gehirn, Herz, Lunge, Augen, Haut, Skelettmuskulatur, Leber, Milz, Knochen und Gelenken [4]. Die daraus resultierenden, multiplen, oft kleinen Abszesse entziehen sich zumeist den bildgebenden Verfahren. Neben Schleimhautläsionen sind lange Zeit liegende zentralvenöse Verweilkatheter eine wichtige Eintrittspforte.

Invasive Aspergillose

Invasive Aspergillus-Infektionen sind ein zunehmendes diagnostisches und therapeutisches Problem nach Stammzelltransplantation und sind in vielen Transplantationen zwischenzeitlich die Haupttodesursache [13]. Die Dauer der Neutropenie, die Schwere der akuten und chronischen Transplantat-gegen-Wirt-Reaktion, eine langdauernde Therapie mit Kortikosteroiden und zurückliegende CMV-Infektionen stellen die Hauptrisikofaktoren dar. Eintrittspforten sind der Respirationstrakt und die Nasennebenhöhlen. Insbesondere bei Bauarbeiten in Nähe zur Transplantationseinheit wurden Aspergillus-Endemien berichtet, die eine Schließung der Transplantationszentren über mehrere Wochen zur Folge hatten. Klinisch manifestiert sich die Erkrankung als allergische Aspergillose, am häufigsten jedoch als pulmonale Infektion und auch als Sinusitis. Komplizierend werden Blutungen beobachtet, insbesondere bei Patienten mit schwerer Thrombopenie. Bei Disseminierung kommt es zu Absiedlungen vor allem im Bereich der Nieren, des Herzens mit Infarzierung und im Bereich des Gehirns. Klinisch bedeutsame Aspergillus species sind *Aspergillus fumigatus, Aspergillus flavus* und *Aspergillus niger*. Auch hier ist der frühzeitige Einsatz entsprechender Antimykotika essentiell. Durch den frühzeitigen Einsatz der Dünnschicht-Computertomographie kann klinisch die Verdachtsdiagnose erhärtet werden. Ferner werden möglicherweise ein hochsensitives, neuentwickeltes Nachweisverfahren von Galactomannanen im Serum sowie der Einsatz der PCR eine verbesserte Diagnostik ermöglichen [8].

Seltene Pilze

Neben Candida sp. und Aspergillus sp. sind bei Patienten nach Stammzelltransplantation in jüngerer Zeit zunehmend seltene Pilze beschrieben worden wie z. B. Mucorales sp. Malassezia sp. Trichosporon sp. oder Fusarien. Diese Keime stellen eine diagnostische und therapeutische Herausforderung für die Zukunft dar.

Virusinfektionen

Zytomegalievirus (CMV)

Zytomegalievirusinfektion

Die CMV-Infektion ist für die Morbidität und Mortalität des Transplantatempfängers bis zum Tag +100 trotz verbesserter diagnostischer und therapeutischer Möglichkeiten weiterhin von herausragender Bedeutung. Die Inzidenz insbesondere symptomatischer CMV-Infektionen ist nach autologer Stammzelltransplantation im Vergleich zur allogenen Knochenmarktransplantation (KMT) deutlich niedriger (5 versus 50%). Die Letalität der CMV-induzierten interstitiellen Pneumonie ist aber nach beiden Transplantationsmodalitäten mit über 60% sehr hoch [12, 28]. Späte symptomatische CMV-Infektionen nach Tag +100 nach Stammzelltransplantation treten insbesondere nach Ganciclovir-Prophylaxe, schwerer akuter und chronischer Transplantat-gegen-Wirt-Reaktion sowie nach Transplantation vom unverwandten und/oder nicht komplett HLA-kompatiblen Familienspender auf [11]. Durch die Gabe von ausschließlich CMV-seronegativen Blutprodukten kann eine CMV-Primärinfektion bei CMV-seronegativen Empfängern, die ein Stammzelltransplantat von einem CMV-seronegativen Spender bekommen, verhindert werden. Die prophylaktische Gabe von CMV-Hyperimmunglobulinen wird in der Literatur unterschiedlich bewertet [16]. Nach aktuellen Metaanalysen bei seropositiven Stammzelltransplantat-Empfängern kann die Rate der CMV-induzierten interstitiellen Pneumonien durch eine Prophylaxe mit CMV-Hyperimmunglobulin gesenkt werden. CMV-seropositive Patienten oder Empfänger eines Transplantats eines CMV-positiven Spenders haben ein Risiko von etwa 80% an einer CMV-Infektion zu erkranken [16]. Die Zeit bis zum Auftreten der CMV-Erkrankung liegt in unserer Klinik im Median bei Tag +56 nach Stammzelltransplantation [5].

Klinik der CMV-Infektion

Klinisch manifestiert sich die CMV-Infektion typischerweise als interstitielle Pneumonie, aber häufig auch als Hepatitis oder Enteritis. Im Gegensatz zum AIDS-Patienten stellen Retinitis und Adrenalitis sowie Enzephalitis seltene Manifestationen der CMV-Erkrankung nach Stammzelltransplantation dar. Stammzelltransplantat-Empfänger sind insbesondere durch die CMV-bedingte interstitielle Pneumonie bedroht, deren Letalität trotz initial gutem Ansprechen auf die Standardtherapie mit Ganciclovir und CMV-Hyperimmunglobulinen 3 Monate nach Symptombeginn 70% beträgt [9, 17]. Aber auch die CMV-Enteritis und -Hepatitis haben bei Stammzelltransplantat-Empfängern eine erhebliche Mortalität. Für diese Patientengruppe wurden deshalb neue Therapieansätze entwickelt, die durch den frühzeitigen Einsatz antiviraler Sustanzen bei nachgewiesener, klinisch asymptomatischer CMV-Virämie den Übergang in eine CMV-Erkrankung verhindern sollen. Zwei Studien aus amerikanischen Zentren konnten eine deutliche Reduktion der CMV-Erkrankung durch den frühzeitigen Therapiebeginn mit Ganciclovir bei Nachweis einer positiven Viruskultur auch ohne Krankheitszeichen aufzeigen [10, 19]. Aufgrund der niedrigen Sensitivität der Viruskultur erkrankten allerdings zirka 20% der Patienten an einer symptomatischen CMV-Infektion. Weitere Studien haben den prophylaktischen Einsatz von Ganciclovir, beginnend zum Zeitpunkt des Knochenmark-Engraftments, überprüft [11]. Durch diese Strategie konnte die Überlebensrate trotz einer deutlichen Reduktion der CMV-Infektion und Krankheit nicht verbessert werden, da aufgrund der myelosuppressiven Wirkung von Ganciclovir eine höhere Inzidenz letal verlaufender bakterieller und fungaler Infektionen beobachtet wurde. In neueren Therapiestudien wurde die Frühintervention mit Ganciclovir, basierend auf dem CMV-Nachweis durch hochsensitive Nachweisverfahren wie beispielsweise den PP65-Antigenämietest oder die PCR überprüft [5, 6]. In einer prospektiv randomisierten Studie wurde an unserer Klinik die auf der PCR-Technik basierende Frühintervention mit der auf der Kulturtechnik basierenden Frühintervention verglichen [7]. Dabei konnte ein deutlicher Überlebensvorteil für die Patienten mit PCR-Screening nachgewiesen werden. Aufgrund eines kürzeren Einsatzes von Ganciclovir konnte, wahrscheinlich wegen der niedrigeren Virusdichte bei Frühintervention, die Inzidenz schwerer Neutropeniephasen und nichtviraler Infektionen im Vergleich zur Kultur-basierten Therapie gesenkt werden. Auch erwies sich der Therapieabbruch bei negativer CMV-PCR als sicher. Durch die prophylaktische Übertragung CMV-spezifischer zytotoxischer T-Zellen konnte an einem – allerdings noch kleinen – Patientenkollektiv in Seattle die Inzidenz der CMV-Erkrankung auf 0% gesenkt werden. Da diese Verfahren jedoch aufwendig und teuer sind, ist zum gegenwärtigen Zeitpunkt ein breiter Einsatz dieser Therapiemodalität noch nicht möglich.

Herpes-simplex-Virus (HSV)-Infektion

HSV-Infektion

Die meisten HSV-Infektionen treten während des 1. Monats nach Stammzelltransplantation auf und können eine schwere Mukositis verursachen. HSV-Typ I manifestiert sich im Bereich des Oropharynx, HSV-Typ II im Bereich des Genitales sowie der Perianalregion. Herpes-simplex-Viren persistieren in den sensorischen Ganglien und reaktivieren im Rahmen der schweren, iatrogen induzierten Immunsuppression als Folge der Konditionierungstherapie [24]. HSV-Infektionen werden im Median um Tag +9 nach Stammzelltransplantation beobachtet; durch den prophylaktischen Einsatz von Acyclovir bis Tag +30 nach Stammzelltransplantation verschiebt sich dieser Zeitpunkt im Median auf Tag +78. Patienten, die an einer Transplantat-gegen-Wirt-Reaktion mit schwerer beeinträchtigter zellulärer Immunität erkrankt sind, sollten bis Tag +180 nach Stammzelltransplantation prophylaktisch mit Acyclovir behandelt werden.

Andere Virusinfektionen

Seltene Virusinfektionen

Reaktivierungen von Epstein-Barr-Virus-(EBV)-Infektionen werden häufig nach Stammzelltransplantation beobachtet, eine symptomatische EBV-Krankheit kann aber nur selten von den anderen Knochenmarktransplantation (KMT)-assoziierten Problemen abgegrenzt werden. Die EBV-assoziierte lymphoproliferative Erkrankung (EBV-LPS) tritt insbesondere nach Transplantationen mit T-Zell-depletiertem Knochenmark auf. Bei schlechter Effektivität der zur Verfügung stehenden Therapiemöglichkeiten ist die Letalität hoch. Ein Durchbruch konnte hier durch die Therapie mit EBV-spezifischen T-Zell-Linien erreicht werden. Auch die alleinige Übertragung von Buffy coat ist effektiv, jedoch mit den Problemen der Induktion einer schweren Transplantat-gegen-Wirt-Reaktion behaftet. Seltener müssen auch Entero-, Papova- und Papillomaviren in die differentialdiagnostischen Überlegungen einbezogen werden.

Infektionen in der Spätphase nach Stammzelltransplantation

Späte Infektionen

Die meisten Langzeitüberlebenden nach Stammzelltransplantation sind gesund und benötigen keine weitere Immunsuppression. Ungefähr 30% der Patienten nach allogener Stammzelltransplantation leiden an einer leichten bis schweren chronischen Transplantat-gegen-Wirt-Reaktion. Klinisch ähnelt die Symptomatik oft systemischen Autoimmunerkrankungen, krankheitsspezifische Autoantikörper sind zumeist jedoch nicht nachweisbar [1, 14]. Die chronische Transplantat-gegen-Wirt-Reaktion ist durch einen schweren kombinierten zellulären und humoralen Immundeffekt gekennzeichnet, einhergehend mit erniedrigten Serumimmunglobulin-Konzentrationen, vermindertem sekretorischem IgA und zellulärer Anergie [21]. In der Folge treten rezidivierende bakterielle Infektionen auf, die eine Haupttodesursache dieser Patienten darstellen. Häufig werden Infektionen im Bereich des Atemtraktes und der Haut sowie Septikämien beobachtet [2]. Typische Erreger sind, aufgrund der mangelnden Produktion opsonisierender Antikörper, Bakterien mit einer Schleimkapsel wie z. B. *Streptococcus pneumoniae* oder *Haemophilus influenzae*. Sinusitiden, Otitis media und bakterielle Pharyngitis sind häufig Manifestationen gramnegativer Keime, aber auch von Staphylococcen und Pneumococcen. *Strepococcus pneumoniae* und *St. aureus* sind auch die häufigsten Erreger bei Pneumonie und Bronchitis. Seltenere Infektionen sind Zystitiden und eitrige Konjunktivitiden. Neben bakteriellen Infektionen sind diese Patienten insbesondere durch Pilzinfektionen, vor allem Candida und Aspergillus species gefährdet.

Antibiotika-Prophylaxe

Eine Cotrimoxazol-Prophylaxe während der Behandlung der Transplantat-gegen-Wirt-Reaktion führt zu einer Reduktion bakterieller Infektionen von 66 auf 47%. Alternativ können orale Penicilline eingesetzt werden. Neben dem positiven immunmodulatorischen Effekt auf die chronische Tranplantat-gegen-Wirt-Reaktion ist durch wöchentliche Substitution von Immunoglobulinen auch eine Reduktion bakterieller Infektionen zu erwarten.

Literatur

1 Atkinson K, Storb R, Prentice RL, Weiden PL, Witherspoon RP, Sullivan K, Noel D, Thomas ED: Analysis of late infections in 89 long-term survivors of bone marrow transplantation. Blood 1979;53:720–731.

2 Atkinson K, Farewell V, Storb R, Tsoi M-S, Sullivan KM, Witherspoon RP, Fefer A, Clift R, Goodell B, Thomas ED: Analysis of late infections after human bone marrow transplantation. Role of genotypic nonidentity between marrow donor and recipient and of nonspecific suppressor cells in patients with chronic graft-versus-host disease. Blood 1982;60:714–720.

3 Bowden RA, Meyers JD: Infectious complications following marrow transplantation. Plasma Ther Tranfus Technol 185;6:285–302.

4 Edwards JE Jr: Candidemia and Candida catheter-associated sepsis; in: Holmberg K, Meyer R (eds): Diagnosis and Therapy of Systematic Fungal Infections. New York, Raven Press, 1989, p 39.

5 Einsele H, Ehninger G, Steidle M, et al: Polymerase chain reaction to evaluate antiviral therapy for cytomegalovirus disease. Lancet 1991;338:1170.

6 Einsele H, Ehninger G, Steidle M, Fischer I, Bihler S, Gerneth A, Valbracht A, Schmidt H, Waller HD, Müller CA: Lymphocytopenia as an unfavourable prognostic factor in patients with cytomegalovirus infection after BMT. Blood 1993;82:1672–1678.

7 Einsele H, Ehninger G, Hebart H, et al: Polymerase chain reaction monitoring reduces the incidence of cytomegalovirus disease and the duration and side effects of antiviral therapy after bone marrow transplantation. Blood 1995;86:2815–2820.

8 Einsele H, Hebart H, Roller G, Löffler J, Rothenhöfer I, Bowden RA, Burik JA van, Engelhard D, Müller CA, Schumacher U: PCR for detection of various fungal pathogens in blood samples. J Clin Microbiol 1996 (submitted).

9 Emanuel D, Cunningham I, Jules-Elysee K, Brochstein JA, Kernan NA, Laver J, et al: Cytomegalovirus pneumonia after BMT successfully treated with the combination of ganciclovir and high-dose intraveneous immunoglobulin. Ann Intern Med 1988;109:777–782.

10 Goodrich JM, Moi M, Gleaves CA, Dumond C, Cays M, Ebeling DF, et al: Early treatment with ganciclovir to prevent cytomegalovirus disease after allogeneic BMT. N Engl J Med 1991;325:1601–1607.

11 Goodrich JM, Bowden RA, Fisher L, Keller C, Schoch G, Meyers JD: Ganciclovir prophylaxis to prevent cytomegalovirus disease after allogeneic BMT. Ann Intern Med 1993;118:173–178.

12 Jules-Elysee K, Stover DE, Yahalom J, White DA, Gulati SC: Pulmonary complications in lymphoma patients treated with high-dose therapy and autologous bone marrow transplantation. Am Rev Respir Dis 1992;146:485–491.

13 Meunier F: Fungal infections in the compromised host: in Rubin RH, Yound LS (eds): Clinical Approach to Infection in the Compromised Host. New York; Plenum 1988, p. 193.

14 Noel DR, Witherspoon RP, Storb R, Atkinson K, Doney K, Mickelson EM, Ochs HD, Warren RP, Weiden PL, Thomas ED: Does graft-versus-host disease influence the tempo of immunologic recovery after allogeneic human marrow transplantation? An observation on 56 long-term survivors. Blood 1987;51:1087–1105.

15 Paulin T, Ringden O, Nilsson B, Lönnqvist B, Gahrton G: Variables predicting bacterial and fungal infections after allogeneic marrow engraftment. Transplantation 1987;43:393–398.

16 Petersen FB, Bowden RA, Thornquist M, Meyers JD, Buckner CD, Counts GW, Nelson MT, Newton BA, Sullivan KM, Mclver J, Thomas ED: The effect of prophylactic immune globulin on the incidence of septicemia in marrow transplant recipients. Bone Marrow Transplant 1987;2:141–148.

17 Reed EC, Bowden RA, Dandlike PS, Lillebay KE, Meyers JD: Treatment of cytomegalovirus pneumonia with ganciclovir and intraveneous cytomegalovirus immunoglobulin in patients with bone marrow transplants. Ann Intern Med 1988;109:783–788.

18 Repetigny L De: Serodiagnosis of candidiasis, aspergillosis, and cryptococcosis. Clin Infect Dis 1992; 14 (supp 1): 11–22.

19 Schmidt GM, Horak DA, Niland JC, Duncan SR, Forman SJ, Zaia JA: A randomized controlled trial of prophylactic ganciclovir for CMV pulmonary infection in recipients of allogeneic bone marrow transplants. N Eng J Med 1991;324:1005–1011.

20 Shiobara S, Harada M, Tori T, et al: Difference in posttransplant recovery of immune reactivity between allogeneic and autologous bone marrow transplantation. Transplant Proc 1982;2:429–433.

21 Sullivan KM, Deeg HJ, Sanders JE, Shulman HE, Witherspoon RP, Doney K, Appelbaum FR, Schubert MM, Stewart P, Springmeyer S, McDonald GB, Storb R, Thomas ED: Late complications after marrow transplantation. Semin Hematol 1984;21:53–63.

22 Tollemar J, Homberg K, Ringden O, Lönnquist B: Surveillance tests for the diagnosis of invasive fungal infections in bone marrow transplant recipients. Scand J Infect Dis 1989;21:205–212.

23 Tollemar J, Ringden O, Boström L, Nillson B, Sundberg B: Variables predicting deep fundal infections in bone marrow transplant recipients. Bone Marrow Transplant 1989; 4: 635–641.
24 Wade JC, Newton B, Flournoy N, Meyers JD: Oral acyclovir for prevention of herpes simplex virus reactivation after marrow transplantation. Ann Intern Med 1984; 100: 823–828.
25 Weber DJ, Rutala WA: Epidemiology of hospital-acquired fungal infections; in Homberg K, Meyer R (eds): Diagnosis and Therapy of Systemic Fungal Infections. New York, Raven Press 1989, p 1.
26 Wingard JR, Merz WG, Saral R: Candida tropicalis. A Major pathogen in immunocompromised patients. Ann Intern Med 91; 539: 1979.
28 Wingard JR, Chen DY, Burns WH, et al. Cytomegalovirus infection after autologous bone marrow transplantation with comparison to infection after allogeneic bone marrow transplantation. Blood 1988; 71: 1432–1437.

Dr. Holger Hebart, Abteilung Innere Medizin II, Medizinische Universitätsklinik und Poliklinik, Eberhard-Karls-Universität Tübingen, Otfried-Müller-Straße 10, D-72076 Tübingen (Deutschland)

Bartsch HH, Mertelsmann R (Hrsg): Knochenmark- und periphere Stammzelltransplantation. Basel, Karger, 1996, pp 25–31

Gastroenterologische Diagnostik nach allogener hämatologischer Stammzelltransplantation

Wolfgang Kreisel

Abteilung Gastroenterologie, Hepatologie und Endokrinologie, Medizinische Universitätsklinik Freiburg

In Zusammenhang mit der Transplantation allogener hämatologischer Stammzellen tritt eine ganze Reihe von spezifischen und typischen Problemen auf, die den Fachbereich des Gastroenterologen und Hepatologen betreffen (Tab. 1).

In Zusammenarbeit der Abteilung Hämatologie und Onkologie (früher Prof. Dr. G. W. Löhr, jetzt Prof. Dr. R. Mertelsmann) und der Abteilung Gastroenterologie, Hepatologie und Endokrinologie (früher Prof. Dr. W. Gerok, jetzt Prof. Dr. H. E. Blum) wurden seit Etablierung der Knochenmarktransplantation (KMT) in unserer Klinik die KMT-Patienten gastroenterologisch mitbetreut und zum beträchtlichen Teil auch endoskopisch untersucht. Die hierbei erhobenen Befunde werden im folgenden dargestellt, wobei insbesondere die endoskopischen Befunde bei der akuten Graft-versus-Host Disease (aGvHD) vorgestellt werden sollen.

Akute GvHD

Grading der aGvHD

Die aGvHD als eines der gravierendsten Probleme nach allogener Stammzelltransplantation betrifft hauptsächlich die Haut, die Leber und den Gastrointestinaltrakt. Ihre Kardinalsymptome sind Exanthem, Ikterus und Durchfall. Entsprechend ihrer Ausprägung wurde von Glucksberg et al. [1] ein heute allgemein akzeptiertes organbezogenes Grading eingeführt. Aus der Kombination der Leitsymptome wird das klinische Gesamt-Grading nach Thomas et al. [2] abgeleitet. Einigkeit besteht darüber, daß eine leichte aGvHD vom Grad 1 (noch) keine Behandlungsindikation darstellt. Ab Grad 2 ist eine sofortige Intensivierung der Immunsuppression erforderlich [3, 4].

Diagnostik der aGvHD

Die Diagnose der aGvHD erfolgt in erster Linie nach den klinischen Symptomen. Diese sind allerdings so vieldeutig, daß eine Objektivierung der Diagnose anzustreben ist. Eine Histologie der Haut ist leicht zu erhalten. Sie bietet charakteristische Befunde [5], ist aber nicht spezifisch genug, um daraus eine Therapieindikation ableiten zu können. Hochspezifisch sind die Veränderungen an den kleinen Gallengängen bei einer akuten (oder chronischen) GvHD [6]. Da eine Leberpunktion aber mit einem gewissen Risiko behaftet ist und auch nur bei Thrombozytenzahlen von über etwa 60000/μl und normaler Blutungszeit durchzuführen ist, kann sie nie das Diagnoseverfahren der Wahl werden.

Histologie des Gastrointestinaltrakts bei aGvHD

Die histologischen Veränderungen der Rektumschleimhaut bei einer aGvHD sind bereits seit langem beschrieben [7–9]. Als besonders charakteristisch werden apoptotische Läsionen der Kryptenepithelien angesehen (Abb. 1). Bei der Apoptose handelt es sich um den sogenannten programmierten Zelltod, einen Vorgang, bei dem durch exogene und endogene Faktoren ein im Zellgenom verankertes Programm zur Zerstörung der Zelle aktiv wird [10, 11]. Speziell bei der aGvHD wird TNFα als der wichtigste Aktivator der Apoptose angesehen. Entsprechend dem Ausmaß an apoptotischen Läsionen in den Krypten wird eine histologische Gradeinteilung (Grad 1–4, leichte bis sehr schwere aGvHD) vorgenommen (Tab. 2). Ein typisches histologisches Bild einer akuten GvHD des unteren Gastrointestinaltraktes ist in Abbildung 1 wiedergegeben. Einigkeit besteht darüber,

Tabelle 1

Gastroenterologische/hepatologische Probleme bei allogener Knochenmarktransplantation

1. Medikamentös-toxischer Leberschaden (vor allem durch Zytostatika, Antibiotika)
2. Veno-occlusive Disease («Lebervenenverschlußsyndrom»)
3. Posttransfusionshepatitis
4. Leberbeteiligung bei akuter oder chronischer Graft-versus-Host Disease (aGvHD oder cGvHD)
5. Schädigung der Schleimhaut des Gastrointestinaltrakts durch Chemotherapie und Strahlentherapie
6. Intestinale Infektionen
7. Systemische Infektionen, die vom Gastrointestinaltrakt als dem größten Keimreservoir des Menschen ausgehen
8. Gastro-duodenale Ulzera
9. Beteiligung des Gastrointestinaltraktes an einer aGvHD oder cGvHD

Abbildung 1

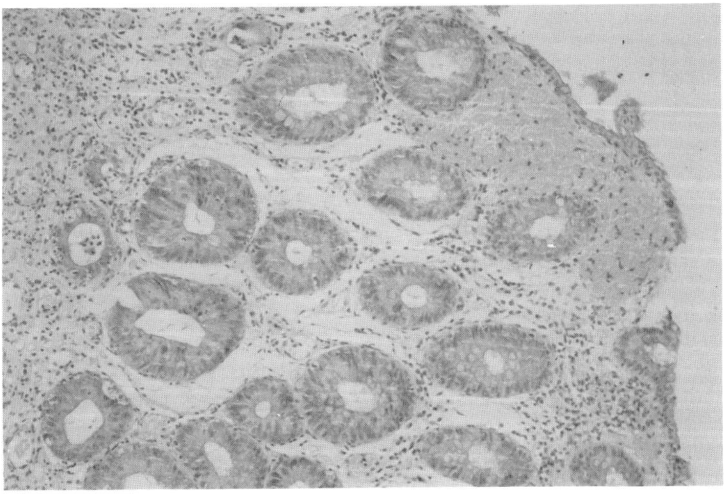

Histologisches Bild einer akuten GvHD des unteren Gastrointestinaltrakts. Färbung: HE.

Tabelle 2 Histologische Gradeinteilung der Veränderungen des Gastrointestinaltrakts bei einer akuten GvHD

Grad 1:	Einzelzellnekrose und/oder Apoptose des Kryptenepithels, fakultativ Kryptendilatation ohne Verlust von Krypten
Grad 2:	Wie Grad 1, mit Nekrose und Untergang vollständiger einzelner Krypten
Grad 3:	Wie Grad 2, mit Verlust zusammenhängender Krypten, fokale mikroskopische Mukosadefekte
Grad 4:	Diffuse mikroskopische Mukosadefekte bis zum vollständigen Epithelverlust

daß ab dem histologischen Nachweis einer aGvHD des Intestinums vom Grad ≥2 die Indikation zur intensivierten immunsuppressiven Behandlung besteht [3, 4].

In mehreren Übersichtsarbeiten werden unterschiedliche Vermutungen geäußert, in welchen Abschnitten des Gastrointestinaltraktes und in welcher Form die Schleimhaut betroffen ist, ohne daß sich diese Meinung auf genaue Daten stützen können [12–15]. Erstaunlicherweise sind die makroskopisch faßbaren Veränderungen der gastrointestinalen Schleimhaut kaum untersucht. Bisher sind nur 5 Fallberichte über die endoskopisch-makroskopischen Befunde des Gastrointestinaltraktes bei der aGvHD veröffentlicht [16–22].

Von den in unsere Verlaufsbeobachtung aufgenommenen 138 Patienten, die zwischen Januar 1989 und Dezember 1994 eine allogene KMT erhalten hatten, wurde bei 118 vor der KMT eine Sigmoidoskopie und bei 93 eine Gastroskopie durchgeführt. Zwischen Tag 20 und 100 nach KMT, d. h. in der Zeit, während der definitionsgemäß eine aGvHD auftreten kann, wurden weitere 122 Sigmoidoskopien bei 86 Patienten und 22 Gastroskopien bei 18 Patienten durchgeführt. Nach Tag 100 nach allogener KMT – falls hier eine Abstoßungsreaktion auftritt, wird sie als chronische GvHD bezeichnet – folgten weitere 62 Sigmoidoskopien bei 45 Patienten und 18 Gastroskopien bei 15 Patienten. Es war das Ziel dieser Studie, endoskopisch-makroskopische Veränderungen des unteren Gastrointestinaltraktes zu beschreiben und zu untersuchen, ob diese Veränderungen zur raschen und zuverlässigen Diagnose oder zum Ausschluß einer aGvHD herangezogen werden können. Die flexible Sigmoidoskopie wurde deshalb gewählt, weil es sich hierbei um eine einfache, wenig invasive und für den Patienten kaum belastende Untersuchungsmethode handelt, bei der in den Händen eines erfahrenen Untersuchers auch keine Komplikationen zu erwarten sind.

Makroskopie des Gastrointestinaltrakts bei aGvHD

Die makroskopischen Befunde bei den Sigmoidoskopien wurden nach den in Tabelle 3 angegebenen Kriterien beschrieben und in Analogie zur Histologie in 4 Schweregrade eingeteilt. Dabei sollte zwischen Grad 1 und Grad 2 eine so scharfe und eindeutige Trennlinie liegen, daß ab dem makroskopischen Grad 2 die Therapieindikation gegeben ist. Dann würde die makroskopische Gradeinteilung nämlich der histologischen entsprechen. Abbildung 2 zeigt typische makroskopische Befunde einer aGvHD des Sigma. Die makroskopischen Befunden von

Tabelle 3 Endoskopische Gradeinteilung einer aGvHD des unteren Gastrointestinaltrakts

Grad 1:	Verstärkte Schleimhautrötung (fleckförmig, streifenförmig, flächig), granulierte Schleimhautoberfläche
Grad 2:	Kleine bis größere, oft über das Schleimhautniveau erhabene, gerötete Flecken
Grad 3:	Aphthoide Läsionen, Erosionen
Grad 4:	Samtartige, wie aufgerauht erscheinende Schleimhautoberfläche, hochrote/gelbliche/weißliche Farbe

Abbildung 2a, b

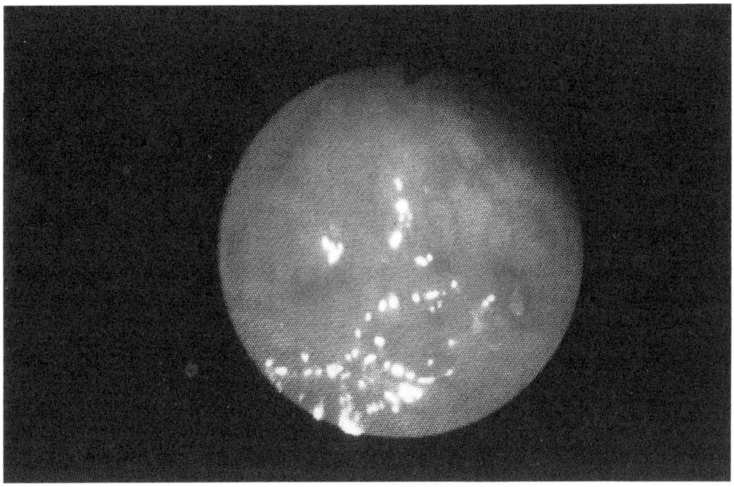

a

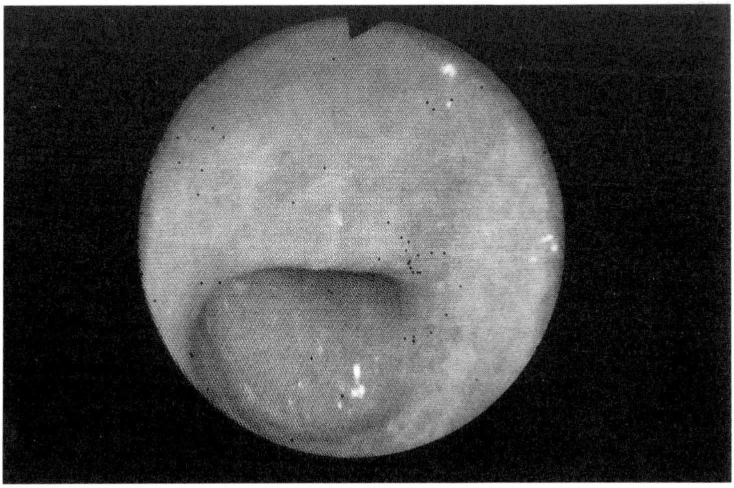

b

a Makroskopische Veränderungen im Sigma bei einer akuten GvHD: granulierte Schleimhautoberfläche (Grad 1): kleine, über das Schleimhautniveau erhabene rote Flecken (Grad 2): aphthoide Läsionen (Grad 3). **b** Makroskopische Veränderungen im Sigma bei einer akuten GvHD: Wie aufgerauht erscheinende Schleimhautoberfläche; Farbe rötlich/gelblich/weißlich; Graduierung: Grad 4.

81 Sigmoidoskopien wurden mit der dazugehörigen Histologie und dem Organ-Grading bzw. klinischem Grading verglichen, um die makroskopischen Kriterien in ihrer Treffsicherheit zu evaluieren (zum Teil publiziert in [23]).

Wird die Makroskopie mit der Histologie verglichen, so zeigt sich, daß die makroskopische Diagnose von Veränderungen vom Grad ≥ 2 mit einer Sensitivität von 95,5% und einer Spezifität von 93,2% die Histologie vom Schweregrad ≥ 2 erkennen kann. Der positive bzw. negative Vorhersagewert liegt bei 84 bzw. bei 98,2%. Hieraus ist ersichtlich, daß die Makroskopie praktisch gleich gut wie die Histologie geeignet ist, eine behandlungsbedürftige aGvHD zu diagnostizieren. Die Sensitivität der Makroskopie des Sigma zur Erkennung einer aGvHD vom klinischen Schweregrad ≥ 2 liegt bei 58,5%, die Spezifität bei 95,6%, der positive bzw. negative Vorhersagewert bei 92,3 bei 71,7%.

Aus diesem Befunden ergeben sich folgende Schlußfolgerungen:

1. Die makroskopische Beurteilung der Sigma-Schleimhaut ermöglicht die Diagnose einer behandlungsbedürftigen aGvHD. Eine Behandlungsbedürftigkeit ist gegeben ab makroskopischen Veränderungen vom Grad ≥ 2.
2. Die Treffsicherheit der Makroskopie ist praktisch gleich gut wie die histologische Untersuchung der Sigma-Schleimhaut; diese Untersuchung wird allgemein als der Goldstandard der histologischen Diagnose einer aGvHD angesehen. Die Histologie ist damit nicht unbedingt erforderlich, sie sollte aber trotzdem angestrebt werden.
3. Die makroskopische Diagnose ist sofort zu erhalten und ist damit um mindestens 1–2 Tage schneller als die Histologie.
4. Da wir bei unseren Sigmoidoskopien auch bei leukopenischen und thrombopenischen Patienten keine einzige Komplikation (Blutung, Bakteriämie, Perforation) zu verzeichnen hatten, könnte die endoskopische Untersuchung des unteren Gastrointestinaltraktes zur Diagnose oder zum Ausschluß einer aGvHD auch für andere Zentren empfohlen werden (siehe unten).
5. Die Sensitivität der Makroskopie im Vergleich zum klinischen Grading ist mit 59% (bei sehr hoher Spezifität!) noch relativ gering, ganz ähnlich wie die der Histologie. Nach unseren bisherigen Befunden liegt dies vor allem darin begründet, daß der Beginn einer aGvHD sich manchmal früher im oberen als im unteren Gastrointestinaltrakt manifestiert [24] und dann besser durch eine Gastroskopie zu erfassen ist.
6. Daher sollte bei Verdacht auf eine aGvHD ergänzend eine Gastroskopie durchgeführt werden. Ob die makroskopischen Veränderungen des oberen Gastrointestinaltrakts bei einer aGvHD denen im unteren Gastrointestinaltrakt entsprechen, können wir noch nicht sicher angeben.
7. Unsere bisherigen Befunde weisen darauf hin, daß die Treffsicherheit der Endoskopie des unteren Gastrointestinaltraktes zur Diagnose einer chronischen GvHD deutlich geringer ist als zur Diagnose einer akuten GvHD.

Wir schlagen folgendes endoskopisches Monitoring von KMT-Patienten vor:

Endoskopisches Monitoring von KMT-Patienten

1. Vor der KMT sollte eine Gastroskopie durchgeführt werden, um eventuelle Veränderungen zu identifizieren, die eine Verschiebung der KMT erfordern (bei 6 unserer Patienten: gastroduodenale Ulzera).
2. Eine Sigmoidoskopie vor der KMT ist nicht nötig.
3. Etwa am Tag 30 nach KMT sollte eine Sigmoidoskopie gemacht werden mit der Frage nach einer aGvHD, danach noch (etwa) an den Tagen 60 und 90 weitere Sigmoidoskopien mit der gleichen Fragestellung.
4. Falls es der klinische Zustand des Patienten erlaubt, ist an den gleichen Terminen auch eine Gastroskopie anzustreben.
5. Weitere Endoskopien sollten symptomorientiert erfolgen.

Literatur

1 Glucksberg H, Storb R, Fefer A, Buckner CD, Neiman PE, Clift RA, Lerner KG, Thomas ED: Clinical manifestations of graft-versus-host disease in human recipients of marrow from HLA-matched sibling donors. Transplantation 1974; 18: 295–304.

2 Thomas ED, Storb R, Clift AR, Fefer A, Johnson FL, Neiman PE, Lerner KG, Glucksberg H, Buckner CD: Bone-marrow transplantation (second of two parts). N Engl J Med 1975; 292: 895–902.

3 Vogelsang GB, Hess AD: Graft-versus-host disease: New directions for a persistent problem. Blood 1994; 84: 2061–2067.

4 Hings IM, Severson R, Filipovich AH, Blazar BR, Kersey JH, Ramsay NK, McGlave PB, Weisdorf DJ: Treatment of moderate and severe acute GVHD after allogeneic bone marrow transplantation. Transplantation 1994; 58: 437–442.

5 Sale GE, Lerner KG, Barker EA, Shulman HM, Thomas ED: The skin biopsy in the diagnosis of acute graft-versus-host disease in man. Am J Pathol 1977; 89: 621–633.

6 Shulman HM, Sharma P, Amos D, Fenster LF, McDonald GB: A coded histologic study of hepatic graft-versus-host disease after human bone marrow transplantation. Hepatology 1988; 8: 463–470.

7 Sale GE, McDonald GB, Shulman HM, THomas ED: Gastrointestinal graft-versus-host disease in man – a clinicopathologic study of rectal biopsy. Am J Surg Pathol 1979; 2: 291–299.

8 Gallucci BB, Sale GE, McDonald GB, Epstein R, Shulman HM, Thomas ED: The fine structure of human rectal epithelium in acute graft-versus-host disease. Am J Surg Pathol 1982; 6: 293–305.

9 Epstein RJ, McDonald GB, Sale GE, Shulman HM, Thomas ED: The diagnostic accuracy of the rectal biopsy in acute graft-versus-host disease: A prospective study of 13 patients. Gastroenterology 1980; 78: 764–771.

10 Williams GT: Apoptosis in the immune system. J Pathol 1994; 173: 1–4.

11 Ueda N, Shah SV: Apoptosis. J Lab Clin Med 1994; 124: 169–177.

12 McDonald GB, Shulman HM, Sullivan KM, Spencer GD: Intestinal and hepatic complications of human bone marrow transplantation. Part I. Gastroenterology 1986; 90: 460–477.

13 Snover DC: Graft-versus-host disease of the gastrointestinal tract. Am J Surg Pathol 1990; 14: 101–108.

14 Cox JG, McDonald GB: Graft-versus-host disease of the intestine. Springer Semin Immunopathol 1990; 12: 283–299.

15 Sloane JP, Norton J: The pathology of bone marrow transplantation. Histopathology 1993; 22: 201–209.

16 Spencer GD, Shulman HM, Myerson D, Thomas ED, McDonald GB: Diffuse intestinal ulceration after marrow transplantation: A clinicopathologic study of 13 patients. Hum Pathol 1986; 17: 621–633.

17 Saito H, Oshimi K, Nagasako K, Yashiro K, Tanaka T, Toyoda C, Mizoguchi H: Endoscopic appearance of the colon and small intestine of a patient with hemorrhagic enteric graft-versus-host disease. Dis Colon Rectum 1990; 33: 695–697.

18 Kreisel W, Fauser AA, Dölken G, Herbst EW: Gastroenterologische Befunde bei Graft-versus-Host Disease nach allogener Knochenmarktransplantation. Z. Gastroenterol 1991; 29: 289–293.

19 Cessot F, Sautereau D, Devalois D, Dupuy JF, Le Sidaner A, Florence J, Catanzano G, Pillegand B: Atteinte recto-colique et hépatique lors de la réaction de greffon contre l'hôte après une greffe de moelle osseuse. Ann Gastroenterol Hepatol (Paris) 1991; 27: 21–25.

20 Appleton AL, Sviland L, Pearson ADJ, Green MA, Eastham EJ, Malcolm AJ: The need for endoscopic biopsy in the diagnosis of upper gastrointestinal graft-versus-host disease. J Pediatr Gastroenterol Nutr 1993; 16: 183–185.
21 Galati JS, Wisecarver JL, Quingley EMM: Inflammatory polyps as a manifestation of intestinal graft-versus host disease. Gastrointest Endosc. 1993; 39: 719–722.
22 Shabahang M, Pasquale MD, Bitterman P, Cirenza E, Spitzer T, Evans SRT: Massive hematochezia secondary to graft-versus-host diease and cytomegalovirus. Am J Gastroenterol 1994; 89: 632–633.
23 Kreisel W, Herbst EW, Schwind B, Ochs A, Olschewski M, Köchling G, Fauser AA: Diagnosis and grading of acute graft-versus-host disease following allogeneic bone marrow transplantation by sigmoidoscopy. Eur J Gastroenterol Hepatol 1994;6: 723–729.
24 Weisdorf DJ, Snover DC, Haake R, Miller WJ, McGlave PB, Blazar B, Ramsay NK, Kersey JH, Filipovich A: Acute upper gastrointestinal graft-versus-host disease: Clinical significance and response to immunosuppressive therapy. Blood 1990; 76: 624–629.

Prof. Dr. W. Kreisel, Abteilung Gastroenterologie, Hepatologie und Endokrinologie,
Medizinische Universitätsklinik, D-79106 Freiburg (Deutschland)

Bartsch HH, Mertelsmann R (Hrsg): Knochenmark- und periphere Stammzelltransplantation. Basel, Karger, 1996, pp 32–37

Proinflammatorische Zytokine und adoptive Immuntherapie bei allogener Knochenmarktransplantation

J. Walther, E. Holler, H. J. Kolb

Medizinische Klinik III, Klinikum Großhadern, LMU München

Die Einführung der allogenen Knochenmarktransplantation (KMT) konnte die Prognose hämatologischer Neoplasien gegenüber der konventionellen Chemotherapie entscheidend verbessern [6, 17]. Auch nach myeloablativer Konditionierung werden langanhaltende Remissionen erst durch die Elimination residueller leukämischer Klone durch allogene immunkompetente Zellen erzielt. T-Zellen, möglicherweise auch «Natural killer cells» (NK cells) und «Lymphokine-activated killer cells» [16] sind Vermittler dieser antileukämischen Reaktion (Graft-versus-Leukämie-Reaktion, GvLR). Zielantigene können (bei HLA-identer Transplantation) Minor-Histokompatibilitätsantigene, möglicherweise auch leukämiespezifische Antigene darstellen. Die Expression von Minor-Histokompatibilitätsantigenen ist aber nicht auf hämatopoetische Zellen begrenzt. Bei der Mehrzahl der allogen transplantierten Patienten führt die Immunreaktion gegen diese Antigene auf epithelialen Strukturen zur Graft-versus-Host-Krankheit (GvHD), die ein wesentlicher Faktor für die hohe Morbidität und Mortalität dieses Verfahrens ist. Die enge Korrelation von GvHD und GvLR spiegelt sich in der verminderten Häufigkeit von Rezidiven bei Patienten mit chronischer GvHD wider [22, 23]. Umgekehrt führten Versuche, die GvHD durch Depletion von T-Zellen abzumildern, zwar zur Abnahme ihres Schweregrades und ihrer Inzidenz, jedoch zur Zunahme von Transplantatversagen und Rezidiven [1, 7, 15]. Patienten mit nicht beherrschbarer GvH-Reaktion profitieren jedoch nicht vom GvL-Effekt aufgrund des drastischen Anstiegs von Morbidität und Mortalität [8]. Entscheidende Verbesserungen in der Prognose nach allogener KMT könnten daher nur durch die Modulation der GvH-Reaktion bei Erhaltung des GvL-Effekts erreicht werden. Verschiedene Lösungsansätze werden zur Zeit untersucht: Ein Weg führt über die Verminderung der frühen GvH-Reaktion und assoziierter Komplikationen, die maßgeblich an der transplantationsassoziierten Mortalität beteiligt sind [4]. Schwere Komplikationen während der aplastischen Phase sind Folgen einer ausgeprägten Endothelläsion wie «Venae occlusive disease» (VOD) und «Endothelial leakage syndrome» (ELS); in den Monaten nach Engraftment sind GvHD und assoziierte Infektionen sowie die interstitielle Pneumonie die häufigsten Todesursachen.

Graft-versus-Leukämie-Reaktion

Graft-versus-Host-Krankheit

GvHD und Mortalität

Mediatoren der GvH-Reaktion

Zytokine als Mediatoren inflammatorischer Reaktionen spielen eine entscheidende Rolle in der Pathogenese dieser Komplikationen. T-Lymphozyten stimulieren durch Freisetzung von Interferon γ (IFNγ) und Interleukin-2 (IL-2) Makrophagen und Monozyten, die mit der Ausschüttung der proinflammatorischen Zytokine Tumor-Nekrose-Faktor α (TNFα) und Interleukin 1 (IL-1) reagieren. TNFα führt zu einer Schädigung von Endo- und Epithelien und zu einer Hochregulation von Adhäsions- und HLA-Molekülen. Messungen der systemischen TNFα- und TNF-Rezeptor-Spiegel zeigten eine Korrelation mit dem Grad der GvHD nach allogener KMT [10]. Die TNF-Spiegel stiegen in der Regel vor den klinischen Symptomen an. Hohe Werte konnten aber auch bei solchen Patienten gemessen werden, die ein ELS oder eine VOD entwickelten. In Analogie zur geringeren Zahl der schweren transplantationsbedingten Komplikationen blieben die TNF-Spiegel nach autologer KMT deutlich niedriger. TNFα ist ein wesentlicher, jedoch nicht der einzige bekannte Mediator der GvHD. Eine Korrelation zur Ausprägung der GvH-Reaktion konnte für Interleukin-6 (IL-6), Interleukin-2-Rezeptor (IL2R), IFNγ und im Gewebe auch für Interleukin-1 (IL-1) gezeigt werden. Neben der Höhe des Anstiegs des TNFα-Spiegels ließ sich in den Untersuchungen von Holler et al. [13] auch der Zeitpunkt des erstmaligen Auftretens pathologischer TNF-Spiegel als prognostischer Parameter heranziehen. Die Messung von TNF-Spiegeln über 100 pg/ml während der Konditionierung zeigte dabei die höchste prognostische Bedeutung für den Transplantationsverlauf. Diese Korrelation konditionierungsassoziierter TNF-Freisetzung mit späterer GvHD und assoziierten Komplikationen konnte bei verwandten wie unverwandten Spendern gezeigt werden. Stimulierende Faktoren für den TNF-Anstieg können sein: Endotoxine, Viren, eine abnorme Reaktivität bei chronisch myeloischer Leukämie (CML) und myelodysplastischem Syndrom (MDS) sowie die Konditionierung selbst, insbesondere die Ganzkörperbestrahlung [11]. Die pathogenetische Relevanz hoher proinflammatorischer Zytokinspiegel konnte zunächst durch Senkung der Komplikationsrate nach der Gabe von Zytokinantagonisten im Mausmodell nachgewiesen werden. Die Versuche von Piguet et al. [21] mit Anti-TNF und von Ferrara et al. [5] mit IL-1-Antagonist führten zu einer signifikanten Verminderung der GvHD-assoziierten Mortalität. Eine therapeutische Alternative zu spezifischen Antikörpern besteht in der Verwendung von Kortikosteroiden. Diese «klassischen» Zytokinantagonisten führen in hoher Dosierung nach einer Latenz von mehreren Tagen zum Absinken der TNFα- und TNF-Rezeptorspiegel sowie der zellulären Produktion von TNF. Diese Befunde erklären auch den Stellenwert der Steroide als First-line-Therapeutikum in der Behandlung der akuten GvHD. Bei nicht ausreichendem Ansprechen auf Kortikosteroide wurden Versuche mit monoklonalen Anti-TNF-Antikörpern durchgeführt [9]. Initial war bei der Mehrzahl der Patienten ein Ansprechen zu beobachten, jedoch erlitten fast alle Patienten nach Beendigung der Therapie ein Rezidiv. Offenbar ist TNFα ein später Effektor der GvH-Reaktion, dessen Neutralisation nicht zu einem dauerhaften Abklingen der GvHD führt. Ähnliche Beobachtungen liegen aus Boston für den Einsatz des IL-1-Rezeptorantagonisten bei steroidrefraktärer GvHD vor. Diese Ergebnisse und

Zytokinantagonisten

die Beobachtung der prognostischen Wertigkeit der TNF-Freisetzung unter Konditionierung führten zu der Überlegung, durch den Einsatz von Anti-TNF-Antikörpern während Konditionierung eine Hochregulation der Zytokine in der Frühphase zu vermindern. Am Mausmodell zeigte sich auch durch diesen Ansatz eine deutliche Reduktion der Mortalität. Eine klinische Phase-I/II-Studie mit einem monoklonalen Anti-TNF-Antikörper ergab ebenfalls eine geringere Inzidenz der frühen GvHD. Zwar hatte dieser Unterschied nach 90 Tagen abgenommen, der Schweregrad der GvHD blieb jedoch bei den behandelten Patienten geringer [12]. Derzeit wird dieser Ansatz in einer Phase-III-Studie an 8 deutschen Zentren untersucht.

Endogene Zytokinantagonisten

Versuche zur Abschätzung der Bedeutung endogener Zytokinantagonisten wurden zunächst an PBMNC-Kulturen mit Anti-IL-4, Anti-IL-10 und Indomethacin unternommen. Dabei zeigte sich ein Anstieg der TNFα-Produktion vor allem nach Applikation von Anti-IL-10. Während des KMT-Verlaufs wird IL-10 reaktiv bei Patienten mit akuter GvHD freigesetzt und läßt damit kein antagonistisches Muster erkennen. Bei Vorliegen hoher IL-10-Spiegel vor Transplantation kam es jedoch nicht zu einer GvH-Reaktion und zu einer geringeren transplantationsbedingten Mortalität. Dies deutet darauf hin, daß die Zytokinmodulation über die prophylaktische Applikation von IL-10 ein weiterer Ansatz zur Verminderung der GvHD sein könnte.

Zeitversetzte T-Zell-Transfusion

Ein weiterer Ansatz zur Verminderung der frühen GvHD könnte in der zeitlich versetzten Übertragung immunkompetenter Zellen bestehen, nachdem vorher durch T-Zell-depletierte KMT in Patienten Toleranz erzeugt wurde. Grundlegende Arbeiten wurden zuerst am Hundemodell entwickelt: Zunächst wurden gemischte Chimären erzeugt [18]. Bei diesen besteht nach Übertragung von $1-2 \times 10^8$ Knochenmarkszellen pro kg Körpergewicht, die nach Behandlung mit adsorbiertem Anti-Thymozyten-Globulin T-Zell-depletiert waren, sowohl Spender- wie Empfängerhämatopoese. Untersucht wurden die Auswirkungen der Lymphozytentransfusion ($3,2-1 \times 10^8$ Zellen) zu verschiedenen Zeitpunkten nach KMT auf Chimärismus, GvH-Reaktion und Immunstatus. Die Buffy-coat-Transfusion konvertierte bei 7 von 8 bzw. 6 von 7 Hunden den gemischten zu einem vollständigen lymphatischen bzw. myeloischen Chimärismus. Der Zeitpunkt der Transfusion war kritisch für Auftreten und Ausprägung einer GvH-Reaktion. Eine letale GvH-Erkrankung entwickelten Tiere, die am Tag 1, 2, 21 oder 22 nach Transplantation transfundiert wurden. Bei Hinauszögern der Transfusion auf den Tag 60 und später trat aufgrund der bestehenden Toleranz keine schwere GvH-Reaktion auf. Diese Tiere lebten noch nach 2 Jahren.

Adoptive Immuntherapie

Klinisch bot sich der Einsatz von Lymphozytentransfusionen vom Spender zunächst bei Patienten mit Rezidiv an: Bisher bedeutete das Auftreten eines Rezidivs nach KMT in den meisten Fällen eine sehr schlechte Prognose [2]: Eine Zweittransplantation belastet aufgrund der hohen additiven Toxizität [3] den Empfänger sowie durch die erneute Knochenmarksentnahme den Spender. Die Übertragung immunkompetenter Zellen des Donors stellt eine elegante Alternative dar und wird durch den aufgrund der KMT bestehenden Chimärismus und die damit verbundene Toleranz möglich. Nach der Erprobung im Hundemodell wurde die erste Lymphozytentrans-

Buffy-coat-Therapie: Münchener Ergebnisse

fusion bei einem Patienten mit CML-Rezidiv nach allogener KMT durchgeführt. 39 Monate nach KMT war ein hämatologisches Rezidiv aufgetreten. Die Behandlung mit Interferon-α führte zwar zur erneuten Remission, zytogenetische Untersuchungen wiesen jedoch das Philadelphia-Chromosom in allen Metaphasen nach. Als Ausdruck einer klonalen Evolution traten Zellen mit einem zusätzlichen 14q-Markerchromosom auf. Die Transfusion von Spenderzellen unter Belassung der Interferontherapie führte nach 6 Wochen zu einer behandlungspflichtigen GvH-Reaktion von Haut und Leber. Bei zunehmendem Exanthem und Bilirubinwerten von 8 mg/dl wurde eine immunsuppressive Therapie mit Azathioprin, Cyclosporin und Prednison eingeleitet. Waren zu diesem Zeitpunkt bereits 6/18 Metaphasen Philadelphia-Chromosom-negativ, so bestanden nach $2^1/_2$ Monaten eine zytogenetische Vollremission und ein kompletter Chimärismus, die nach Absetzen der Immunsuppression 7 Jahre später noch anhalten [19].

Nach diesem erfolgreichen Versuch zeigte die Auswertung der nächsten 15 behandelten Patienten die Wirksamkeit dieser Therapieform insbesondere bei der CML. Von 7 CML-Patienten erreichten 6 eine erneute komplette hämatologische und zytogenetische Remission. Bei 2 von 6 Patienten mit akuter Leukämie konnten langfristige Remissionen erreicht werden, wobei ein Patient mit akuter lymphoblastischer Leukämie jedoch zusätzlich chemotherapeutisch behandelt worden war. 2 Patienten lebten kürzer als 30 Tage und waren somit nicht auswertbar.

Buffy-coat-Therapie: Ergebnisse der EBMT

Die Münchener Ergebnisse wurden durch die Daten der EBMT bestätigt und ergänzt [20]. Hier konnten die Ergebnisse der Buffy-coat-Therapie bei 135 Patienten mit Rezidiv ihrer Grunderkrankung nach allogener KMT ausgewertet werden. Überwiegend bestand eine CML (n = 84), gefolgt von akuter myeloischer Leukämie (AML, n = 23), akuter lymphatischer Leukämie (ALL, n = 22), myelodysplastischem Syndrom (n = 5) und Polycythaemia vera (PV, n = 1). Die Therapie wurde ohne Vorbehandlung gegeben. Wiederum zeigte sich das beste Ergebnis bei Patienten mit CML mit 73% kompletter hämatologischer, zytogenetischer und zudem PCR-negativer Remissionen. Eine Vollremission konnte ebenfalls bei dem Patienten mit PV erreicht werden. Deutlich geringer war das Ansprechen bei Patienten mit AML (29%) und MDS (1/5). Patienten mit ALL sprachen in keinem Fall auf die adoptive Immuntherapie allein an (Tab. 1). Nicht nur die Remissionsrate, sondern auch die Remissionsdauer und die Überlebenszeit war bei Patienten mit CML in chronischer Phase am höchsten (67% / 2 Jahre). Im Gegensatz dazu waren Remissionen bei ALL, AML, MDS und CML in transformierter Phase (medianes Überleben 248 Tage) in der Remission nach Chemotherapie nur von kurzer Dauer. Häufigste Nebenwirkung war eine behandlungspflichtige GvHD (≥ Grad II), die bei 41% der behandelten Patienten auftrat. Faktoren, die die GvHD begünstigten, waren T-Zell-depletierte KMT oder die Behandlung mit Interferon-α bei Patienten, die keine CML hatten. Bei Buffy-coat-Transfusionen nach Chemotherapie war die Inzidenz der GvHD geringer. Bei einem Drittel Patienten, die ein Überwiegen der Empfängerhämatopoese aufwiesen, trat eine teilweise ausgeprägte Myelosuppression auf. Bei Patienten mit zytogenetischem Rezidiv war eine

Tabelle 1 Ansprechraten bei Patienten mit chronischer und akuter Leukämie auf die Behandlung mit Spenderlymphozyten

Diagnose	Patientenzahl[1]	Remission	
		n	%
Chronisch-myeloische Leukämie			
Zytogenetisches Rezidiv	17	14	82
Hämatologisches Rezidiv	50	39	78
Transformation	8	8	12,5
Polycythaemia vera	1	1	100
Akute myeloische Leukämie	17	5	29
Myelodysplastisches Syndrom	4	1	25
Akute lymphatische Leukämie	12	0	
	109	61	56

[1] Patienten in Remission nach Chemotherapie oder einer Überlebenszeit von weniger als 30 Tagen wurden von der Auswertung ausgeschlossen (26/135 Patienten).

Myelosuppression selten. Von 64 Todesfällen waren 47 auf das leukämische Rezidiv und 17 auf GvHD und Myelosuppression zurückzuführen.

Der Einfluß der GvHD auf die Ansprechrate war deutlich. 91% der Patienten mit GvHD oder Myelosuppression kamen in eine Vollremission. Jedoch sprachen auch 45% der Patienten ohne GvH-Reaktion und Myelosuppression auf diese Therapie an.

Trennung von GvH- und GvL-Reaktion

Zusammenfassend zeigt die differenzierte Kenntnis der Pathophysiologie der GvH- und GvL-Reaktion heute neue Wege zur Trennung dieser beiden Reaktionen auf. Insbesondere die Rezidivtherapie mit Spenderlymphozyten muß als erster Schritt in die Richtung der Verfeinerung der KMT bis zu einer gerichteten Zelltherapie im Sinne einer adoptiven Immuntherapie gesehen werden.

Literatur

1 Apperley JF, Mauro FR, Goldman JM, Gregory W, Arthus CK, Haws J, Arcese W, Papa G, Mandelli F, Wardle D, Gravett P, Franklin IM, Bandini G, Ricci P, Tura S, Iacone A, Torlontano G, Hiet W, Champlin R, Gale RP: Bone marrow transplantation for chronic myeloid leukemia in first chronic phase: Importance of a graft-versus-leukemia effect. Br J Haematol 1988; 69: 239–245.

2 Arcese W, Goldman JM, Darcangelo E, Schattenberg A, Nardi A, Apperley JF, Frassoni F, Aversa F, Prentice HG, Ljungman P, Ferrant A, Marosi C, Sayer H, Niederwieser D, Arnold R, Bandini G, Carreras E, Parker A, Frappaz D, Mandelli F, Gratwohl A: Outcome for patients who relapse after allogeneic bone marrow transplantation for chronic myeloid leukemia. Blood 1993; 82: 3211–3219.

3 Barett AJ, Locatelli F, Treleaven JG, Hows JM, Franklin I, Morgenstern G, Goldman JM: Second transplants for leukemia relapse after bone marrow transplantation: High mortality but favourable effect of chronic GvHD on continued remission. Br J Haematol 1991; 79: 567–574.

4 Bortin MM, Horowitz MM, Gale RP: Current status of bone marrow transplantation in humans. Report from the International Bone Marrow Registry. Nat Immun Cell Growth Regulation 1988; 7: 334–350.

5 Ferrara JLM, Abhyanker S, Gilliand DG: IL-1: A pivotal effector in the cytokine storm of acute GvHD. Blood 1992; 80 (Suppl 1): 270a.

6 Gale RP, Champlin RE: Recent Progress in Bone Marrow Transplantation. New York, NY, Liss, 1987.
7 Goldman JM, Gale RP, Horowitz MM, Biggs JC, Champlin RE, Gluckman E, Hoffman RG, Jacobsen SJ, Mormont AM, McGlave PB: Bone marrow transplantation for chronic myelogeneous leukemia in chronic phase. Increased risk for relapse associated with T-cell depletion. Ann Intern Med 1988; 108: 806–814.
8 Gratwohl A, Hermans J, Apperly J, Arcese W, Bacigalupo A, Bandini G, Bartolomeo P di, Boogaerts M, Bosi A, Carreras E, Devergie A, Ferrant A, Fibbe WE, Frassoni G, Gahrton G, Goldman J, Iriondo A, Jacobson N, Kolb HJ, Link H, Michallet M, Prentice HG, Reiffers J, Rhee F van der, Rutuu T, Schwaighofer H, Vernant JP, Witte T de, Niederwieser D: Acute graft-versus-host disease: Grade and outcome in patients with chronic myelogenous leukemia. Blood 1995; 86: 813–818.
9 Herve P, Flesch M, Tiberghien P, Wijdenes J, Racadot E, Bordigoni P, Plouvier E, Stephan JL, Bourdeau H, Holler E: Phase I–II trial of a monoclonal anti-tumor necrosis factor alpha antibody for the treatment of refractory severe acute graft-versus-host disease. Blood 1992; 79: 3362–3368.
10 Holler E, Hintermeier-Knabe R, Kolb HJ, Kempeni J, Moller A, Liesenfeld S, Daum L, Wilmanns W: Low incidence of transplant-related complications in patients with chronic release of tumor necrosis factor alpha before admission to bone marrow transplantation: A clinical correlate of cytokinese desensitization? Pathobiology 1991; 59: 171–175.
11 Holler E, Kolb HJ, Hintermeier-Knabe R, Mittermüller J, Thierfelder S, Kaul M, Wilmans W: The role of tumor necrosis factor alpha in acute graft-versus-host disease and complications following allogeneic bone marrow transplantation. Transplant Proc 1993; 25: 1234–1236.
12 Holler E, Kolb HJ, Mittermüller J, Kaul M, Ledderose G, Duell T, Seeber B, Schleuning M, Hintermeier-Knabe R, Ertl B: Modulation of acute graft-versus-host disease after allogeneic bone marrow transplantation by tumor necrosis factor alpha release in the course of pretransplant conditioning: Role of conditioning regimens and prophylactic applications of a monoclonal antibody neutralizing human TNF alpha (MAK 195F). Blood 1995; 86: 890–899.
13 Holler E, Kolb HJ, Möller A, Kempeni J, Liesenfeld S, Lehmacher W, Ruckdeschl G, Gleixner B, Riedner C, Ledderose G, Brehm G, Mittermüller J, Wilmans W: Increased serum levels of tumor necrosis factor α precede major complications of bone marrow transplantation. Blood 1990; 75: 1011–1016.
14 Holler E, Kolb HJ, Wilmans W: Treatment of GvHD-TNF antibodies and related antagonists. Bone Marrow Transplant 1993; 12 (Suppl 3): S29–31.
15 Horowitz MM, Gale RP, Sondel PM, Goldman JM, Kersey J, Kolb HJ, Rimm AA, Ringden O, Rozmna C, Speck B: Graft-versus-leukemia reactions after bone marrow transplantation. Blood 1990; 75: 552–562.
16 Jiang YZ, Cullis JO, Kanfer EJ, Goldman JM, Barett AJ: T cell and NK cell mediated graft-versus-leukemia reactivity following donor buffy coat transfusion to treat relapse after marrow transplantation for chronic myeloid leukemia. Bone Marrow Transplant 1993; 11: 133–138.
17 Kolb HJ: Knochenmarktransplantation in der Bundesrepublik Deutschland – Bericht der Deutschen Arbeitsgemeinschaft für Knochenmarktransplantation. Dtsch Ärzteblatt 1986; 83: 2226–2234.
18 Kolb HJ, Beisser K, Holler E, Mittermüller J, Clemm C, Walther U, Schumm M, Ledderose G, Wilmanns W, Thierfelder S: Donor buffy transfusions for adoptive immunotherapy in human and canine chimeras. Periodicum Biologorum 1991; 93: 81–96.
19 Kolb HJ, Mittermüller J, Clemm C, Holler E, Ledderose G, Brehm G, Heim M, Wilmanns W: Donor leucocyte transfusions for treatment of recurrent chronic myelogenous leukemia in marrow transplant patients. Blood 1990; 76: 2462–2465.
20 Kolb HJ, Schattenberg A, Goldman JM, Hertenstein B, Jacobsen N, Arcese W, Ljungman P, Ferrant A, Verdonck L, Niederwieser D: Graft-versus-leukemia effect of donor lymphocyte transfusion in marrow grafted patients. Blood 86; 1995: 2041–2050.
21 Piguet PF, Grau E, Allet B: Tumor necrosis factor (cachectin) is an effector of skin and gut lesions of the acute phase of graft-versus-host disease. J Exp Med 1987; 166: 1280–1289.
22 Sullivan KM, Weiden R, Storb R, Witherspoon RP, Fefer A, Fisher L, Buckner CD, Anasetti C, Appelbaum FR, Badger C, Beatty P, Bensinger W, Berenson R, Bigelow C, Cheever MA, Clift R, Deeg HJ, Doney K, Greenberg P, Hansen JA, Hill R, Loughran T, Martin P, Neiman P, Petersen FB, Sanders J, Stewart P, Thomas ED: Influence of acute and chronic craft-versus-host disease on relapse and survival after bone marrow transplantation from HLA-identical sibling as treatment of acute and chronic leukemia. Blood 1989; 73: 1720–1728.
23 Weiden PL, Sullivan KM, Flournoy N: Antileukemic effect of chronic graft-versus-leukemia disease. Contribution to improved survival after allogeneic marrow transplantation. N Engl J Med 1981; 304: 1529–1531.

Dr. J. Walther, Medizinische Klinik III, Klinikum Großhadern, LMU München,
Marchioninistraße 15, D-81377 München (Deutschland)

Bartsch HH, Mertelsmann R (Hrsg): Knochenmark- und periphere Stammzelltransplantation.
Basel, Karger, 1996, pp 38–65

T-Helferzellen: Ihre Rolle in der Pathogenese von Graft-versus-Host-Erkrankung und Graft-versus-Leukämie-Effekt

D. Bunjes, M. Theobald, T. Nierle, B. Hertenstein, B. Merk, M. Stefanic, J. Novotny, R. Arnold, H. Heimpel

Abteilung Innere Medizin III, Universitätsklinik Ulm

Einleitung

GvHD und GvL

Die Graft-versus-Host-Erkrankung (GvHD) ist die wichtigste Komplikation der allogenen Knochenmarktransplantation [1, 2]. Sie hat bestimmenden Einfluß auf die transplantationsassoziierte Morbidität und Mortalität, die Lebensqualität der Patienten sowie das Rezidivrisiko bei malignen Systemerkrankungen, insbesondere bei der chronisch myeloischen Leukämie (CML) [3, 4]. Die bisherigen Versuche, den schädlichen Effekt der GvHD auf die gesunden Gewebe des Patienten von dem positiven Effekt auf residuelle Leukämie zu trennen, sind bisher gescheitert. Hauptgrund für diese unbefriedigende Situation sind unsere beschränkten Kenntnisse über die Pathophysiologie der GvHD und den Graft-Versus-Leukämie(GvL)-Effekt. Während Einigkeit darüber besteht, daß T-Lymphozyten eine zentrale Rolle bei beiden Prozessen spielen, gehen die Meinungen bezüglich der relevanten Subpopulation(en) weit auseinander [5–8]. Umfangreiche Untersuchungen in murinen Modellen haben gezeigt, daß lymphokinsezernierende T-Helferzellen eine zentrale Rolle in der Pathogenese der GvHD spielen [9, 10]. In den letzten Jahren hat sich gezeigt, daß die T-Helferzellen keine homogene Population sind, sondern daß sich auf der Basis des produzierten Zytokinspektrums 4 Subpopulationen (T-Helferzell-Vorläuferzellen, Th0, Th1, Th2) unterscheiden lassen. Die T-Helferzell-Vorläuferzellen produzieren nur Interleukin-2 (IL-2), die Th0-Zellen ein breites Spektrum von Zytokinen (IL-2, IL-4, IL-10, γ-Interferon, TNF-β), während Th1-Zellen bzw. Th2-Zellen IL-2, γ-IFN, TNF-β bzw. IL-4, IL-10, IL-13 synthetisieren [11, 12]. Wie in Abbildung 1 dargestellt, wird die Entwicklung einer Th0-Zelle zu einer Th1- oder Th2-Zelle sehr vom Zytokinmilieu bestimmt, in dem sie aktiviert wird, außerdem hat wahrscheinlich auch die Art der antigenpräsentierenden Zelle einen Einfluß. IL-12 und γ-IFN fördern die Entwicklung von Th1-Helferzellen, IL-4 ist das dominierende Zytokin in der Th2-Entwicklung [13, 14]. Die biologischen Effekte von Th1- und Th2-Helferzellen sind ganz unterschiedlich. Im Mausmodell sind Th1-Helferzellen für die Induktion einer akuten GvHD, Th2-Zellen für die Entwicklung einer chronischen GvHD verantwortlich [9, 15–17].

T-Helferzell-Subpopulationen

Abbildung 1

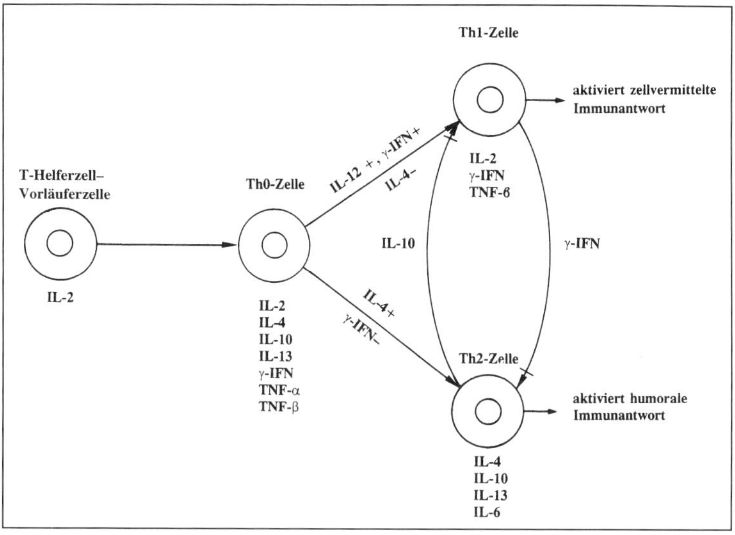

T-Helferzell-Subpopulationen und ihre Funktion.

Nachweis minor-reaktiver T-Zellen

Im Humansystem gibt es bisher nur indirekte Hinweise für eine zentrale Rolle von T-Helferzellen in der Pathogenese der GvHD; Daten über die Bedeutung von T-Helferzell-Subpopulationen liegen bisher nicht vor [18, 19]. Ein wesentlicher Grund für diese Situation ist die Tatsache, daß bei den meisten klinischen Transplantationen HLA-identische, MLC-negative Spender verwendet werden (HLA = human leukocyte antigen). Da bei dieser Konstellation per definitionem eine Areaktivität in vitro vorliegt, ist der Nachweis einer empfängerspezifischen T-Zell-Reaktivität in vitro schwierig. Unser Labor hat in langjähriger, mühsamer Arbeit Kulturverfahren entwickelt, die es möglich machen, T-Zell-Reaktivität zwischen HLA-identischen Geschwistern zuverlässig zu quantifizieren [20, 21]. Diese Verfahren messen die Frequenzen von empfängerspezifischen T-Helferzell-Vorläuferzellen (THZ-V) und zytotoxischen T-Zell-Vorläuferzellen (ZTZ-V). Die wichtigsten Erkenntnisse aus diesen Untersuchungen bezüglich der THZ-V lassen sich wie folgt zusammenfassen:

1. Empfängerspezifische THZ-V lassen sich bei 70–80% aller HLA-identischen, MLC-negativen Geschwisterspendern nachweisen.
2. Diese IL-2-sekretorischen THZ-V lassen sich sowohl in der $CD8^+$- als auch in der $CD4^+$-T-Zell-Population nachweisen. Ihr Anteil ist in der $CD4^+$-Population deutlich höher.
3. Die in unserem System nachweisbaren THZ-V folgen den Gesetzen der HLA-Restriktion.
4. Das System ist empfindlich genug, um empfängerspezifische THZ-V ohne vorherige In-vivo-Sensibilisierung zu quantifizieren; eine In-vivo-Sensibilisierung führt zur Anreicherung in der Gedächtniszell-Population ($CD45RO^+$).

Um zusätzliche Informationen über die Relevanz von anderen Zytokinen als dem IL-2 zu erhalten, haben wir versucht, m-RNA für die wichtigsten Th1- und Th2-Zytokine mittels einer RT-PCR in mononukleären Zellen des peripheren Bluts nachzuweisen. Diese beiden methodologischen Ansätze wurden eingesetzt, um einen prädiktiven Test für die Entwicklung einer akuten GvHD zu entwickeln, die Pathophysiologie der akuten und chronischen GvHD zu untersuchen sowie am Modell der Spenderlymphozytentransfusion zur Behandlung des CML-Rezidivs nach Knochenmarktransplantation (KMT) Einblicke in die Mechanismen des GvL-Effekts nach KMT gewinnen.

Material und Methoden

1. Zellsuspensionen. Aus mit EDTA antikoaguliertem Blut wurden mononukleäre Zellen durch eine Dichtegradientenzentrifugation über Ficoll gewonnen und anschließend in flüssigem Stickstoff kryopräserviert. Vor Gebrauch wurden die mononukleären Zellen aus dem peripheren Blut (PBMNZ) zügig aufgetaut und in komplettes Medium aufgenommen.

2. Zellkulturmedien. Das von uns verwendete Standardmedium war RMPI 1640 mit folgenden Zusätzen: 10%iges, hitze-inaktiviertes humanes AB-Serum oder 10%iges fetales Kälberserum (FKS), 25 mmol HEPES, 2 mmol/l L-Glutamin, 5×10^{-3} mol/l 2-Mercaptoethanol, 100 µg/ml Streptomycin, 100 U/ml Penicillin. Zur Restimulation wurde dem Medium noch 200 µg/ml Netilmycin zugesetzt.

3. Epstein-Barr-Virus (EBV)-Linien. EBV-transformierte lymphoblastoide Zellinien (LZL) wurden durch die Inkubation von Nicht-T-Zellen mit mykoplasmafreien Überständen der EBV-produzierenden Zellinie B.95.6 über 4 h bei 37 °C etabliert.

4. Bestrahlung: Stimulatorzellen und Restimulatorzellen wurden mit jeweils 40 bzw. 20 Gy aus einer ^{137}Cs-Quelle bestrahlt.

5. Grenzverdünnungskulturen. Unsere Grenzverdünnungskultur ist bereits mehrfach beschrieben worden. Kurz zusammengefaßt wurde von den Responderzellen eine Verdünnungsreihe mit jeweils 16 Mikrokulturen pro Zellzahl hergestellt. Diese Responderzellen wurden für 12–14 Tage in V-Bodenplatten mit 10^4 bestrahlten Stimulatorzellen sowie 10 U/ml rekombinantem IL-2 stimuliert. Nach Ende der Kulturperiode wurde dann jede Einzelkultur funktionell untersucht [22, 23].

6. Bestimmung der IL-2-Aktivität: Um die IL-12-Sekretion zu stimulieren, wurde jede Mikrokultur mit 10^5 bestrahlten LZL für 18–24 h inkubiert. Nach Ende der Inkubationszeit wurden 75 µl Überstand abpipettiert und für 20–24 h mit der CTLL-16 Zellinie inkubiert, deren Viabilität von der Verfügbarkeit von IL-2 abhängig ist. Die Viabilität der Zellinie wurde dadurch geprüft, daß der Farbstoff MTT zugesetzt, und anschließend die Umsetzung von MTT in ein Spaltprodukt gemessen wurde. Dieses Spaltprodukt absorbiert Licht bei einer Wellenlänge von 570 nm, und daher wurde die Extinktion bei dieser Wellenlänge in einem ELISA-Gerät gemessen [24].

7. Zytotoxizitätsmessung. Die zytotoxische Aktivität wurde in einem ^{51}Cr-Freisetzungsassay bestimmt. Dazu wurden die Responderzellen mit 2×10^3 chrommarkierten Zielzellen für 4 h bei 37 °C inkubiert. Anschließend wurden 100 µl Überstand abpipettiert, und der Gehalt an radioaktivem Chrom wurde in einem Gamma-Zähler bestimmt. Die Spontanlyse wurde aus Kulturen ohne Responderzellen bestimmt, die Maximallyse durch kräftiges Aufwirbeln der Zielzellen. Die spezifische Lyse wurde wie folgt berechnet:

$$\frac{\text{Lyse der Experimentalgruppe} - \text{Spontanlyse}}{\text{Maximallyse} - \text{Spontanlyse}} \times 100.$$

8. Statistische Analyse. Mikrokulturen wurden als positiv bewertet, wenn der Experimentalwert den Mittelwert der Kontrollen um mindestens 2 Standardabweichungen überschritt. Die Berechnung der Frequenzen erfolgte auf der Grundlage der Poissonverteilung. Die Frequenzen, die 95%igen Konfidenzintervalle und die Wahrscheinlichkeit für das Vorliegen einer Single-hit-Kinetik wurden nach einem iterativen Rechenverfahren mit Hilfe eines Computerprogramms berechnet. Die berechneten Frequenzen wurden nur dann als statistisch valide angesehen, wenn der p-Wert für die Single-hit-Kinetik >0,05 und der λ^2-Wert <10 waren [25].

9. PCR zum Nachweis von Zytokin-mRNA. RNA wurde nach der Methode von Chromzynski und Sacchi [26] aus $(3-5) \times 10^6$ PBMNZ isoliert. PolyA + RNA wurde durch Verwendung von Oligitex-Kugeln nach Anweisungen des Herstellers aus der Gesamt-RNA isoliert. Zur Herstellung von cDNA wurden 5–10 µg RNA mit dem Strata-Script RT-PCR-Kit der Firma Stratagene entsprechend den Anweisungen des Herstellers in cDNA transkribiert. 5 µl dieser cDNA wurden dann mit 0,5 µ *M* des entsprechenden Primers und 0,5 U Taq-Polymerase gemischt. Dieses Gemisch wurde anschließend in einem Gesamtvolumen von 50 µl zur Amplifikation in einen DNA Thermal Cycler (Biometra) gegeben. Es wurden 35 Amplifikationszyklen eingesetzt. Der Erfolg der Amplifikation wurde durch eine Elektrophorese in einem 2%igen Agarose-Gel mit anschließender Ethidiumbromidfärbung nachgewiesen. Um die Unversehrtheit der isolierten mRNA zu zeigen, wurde immer auch eine PCR mit Primern für G3PDH durchgeführt. Als Positivkontrolle diente RNA aus PHA-stimulierten PBMNZ gesunder Spender, als Negativkontrolle wurde Wasser anstatt DNA oder RNA eingesetzt.

Ergebnisse

Die Grenzverdünnungsanalyse empfängerspezifischer, IL-2-sekretorischer THZ-V als prädiktiver Test für die akute GvHD

Prädiktiver Test

Um die Eignung unseres Kulturverfahrens für einen prädiktiven Test der akuten GvHD zu überprüfen, führten wir eine retrospektive Studie bei 16 HLA-identischen, MLC-negativen Spender/Empfänger-Paaren durch [27]. Von den 16 konsekutiv mit einer Cyclosporin/Methotrexat-Prophylaxe (CsA/Mtx) transplantierten Patienten entwickelten 8 eine klinisch relevante akute GvHD (≥ 2. Grades). Wie in Tabelle 1 dargestellt, war bei den Spendern dieser 8 Patienten vor KMT eine hohe Frequenz empfängerspezifischer THZ-V (>1/100000) nachweisbar. Bei Patienten ohne GvHD oder milder GvHD waren im peripheren Blut der Spender keine oder sehr niedrige Frequenzen empfängerspezifischer THLZ-V zu finden. Während sich die spezifischen Frequenzen in der 1. Gruppe deutlich von den Frequenzen in den autologen Kontrollkulturen abhoben, war dies in der 2. Gruppe nicht der Fall. Die Frequenzunterschiede zwischen den beiden Gruppen waren statistisch hochsignifikant ($p < 0,001$, Mann-Whitney-U-Test), und auch die Korrelation zwischen einer Frequenz von >1/100000 und der Entwicklung einer klinisch relevanten akuten GvHD war hochsignifikant ($p < 0,001$; Test nach Fisher).

In der klonalen Spezifitätsanalyse zeigte sich, daß die THZ-V in der 1. Gruppe streng empfängerspezifisch waren, während die THZ-V in der 2. Gruppe überwiegend unspezifisch waren (nicht dargestellt).

Diese Befunde konnten in einer prospektiven Studie mit 40 Patienten weitgehend bestätigt werden. Hier zeigte sich allerdings, daß die Abhängig-

Tabelle 1 Frequenz empfängerreaktiver T-Helferzell-Vorläuferzellen (THZ-V) beim Spender vor KMT und Korrelation mit der Entwicklung einer akuten GvHD aGvHD nach KMT[1]

Patient Nr.	THZ-V × 10^{-3}	p	Grad der aGvHD
13	7,3	0,87	II
9	14,0	0,22	III
16	16,0	0,98	III
4	22,0	0,73	II
14	41,0	0,59	II
15	50,0	0,99	II
5	56,0	0,99	II
7	88,0	0,98	II
10	197,0	0,85	I
6	223,0	0,98	0
3	295,0	0,67	I
1	301,0	0,87	0
11	<400,0	–	0
12	<400,0	–	0
8	<400,0	–	0
2	<400,0	–	0

[1] Die Frequenzen von empfängerreaktiven THZ-V wurden bei 16 gesunden KM-Spendern vor KMT bestimmt (siehe «Material und Methoden») und mit der Entwicklung einer aGvHD nach KMT korreliert. Die THZ-V-Frequenzen der Spender, deren Geschwister nach KMT eine aGvHD ≥ Grad 2 entwickelten, waren signifikant höher als die von Spendern, bei deren Geschwistern nach KMT keine oder eine aGvHD < Grad 2 auftrat (p < 0,001; Mann-Whitney-U-Test). Eine THZ-V-Frequenz von >1/100000 korrelierte hochsignifikant mit der Entwicklung einer aGvHD ≥ Grad 2 (p < 0,001; Fisher-Test).

keit des Testsystems von EBV-LZL eine Achillesferse des Systems darstellt, da in 20–25% der Fälle entweder Spender- oder Empfänger-B-Zellen nicht mit EBV transformiert werden konnten.

Untersuchungen zur Rolle von empfängerspezifischen THZ-V in der Pathogenese der akuten GvHD

Minorreaktive T-Helferzell-Vorläufer bei aGvHD

Um die Rolle empfängerspezifischer THZ-V in der Pathogenese der akuten GvHD näher abzuklären, haben wir in den ersten 3 Monaten nach KMT routinemäßig asservierte Blutproben von 14 Patienten nach HLA-identischer, MLC-negativer Geschwisterspender-KMT auf die Präsenz empfängerreaktiver THZ-V untersucht [28]. Bei allen Patienten wurde die GvHD-Prophylaxe mit CsA/Mtx durchgeführt, und 6 Patienten entwickelten eine klinisch relevante GvHD. Wie in Tabelle 2 gezeigt, waren bei allen 6 Patienten mit klinisch relevanter GvHD empfängerreaktive THZ-V in Frequenzen von 1/3000–1/17400 nachweisbar. Bei den 8 Patienten ohne relevante GvHD lagen die Frequenzen unter der Nachweisgrenze von 1/400000. Bei 3 der Patienten mit GvHD waren die empfängerreaktiven THZ-V bereits bis zu 14 Tagen vor Manifestation der GvHD im peripheren

Tabelle 2 Frequenzen von THZ-V bei Patienten mit akuter GvHD (aGvHD)[1]

Patient Nr.	Tage nach KMT	THZ-V × 10^{-3}	aGvHD	Beginn aGvHD
14	88	122	ja	d + 36
5	28	59	ja	d + 26
	63	130	ja	
	128	<400	nein	
8	21	17	ja	d + 36
	35	28	ja	
	97	25	ja	
9	20	30	nein	d + 42
	100	13	ja	
	149	<400	nein	
10	28	71	nein	d + 60
	46	26	nein	
	96	26	nein	
	123	38	ja	
13	20	174	nein	d + 47
	89	112	ja	
	131	61	ja	

[1] Frequenzen von THZ-V wurden zu verschiedenen Zeitpunkten nach KMT bestimmt (siehe «Material und Methoden»). Nachweisgrenze bei einer Frequenz <1/400000.

Blut nachweisbar und sind nach Abklingen der GvHD verschwunden. Eine Persistenz der empfängerreaktiven THZ-V war bei 2 Patienten zu beobachten, deren akute GvHD in eine sekundär chronische GvHD überging. Die Korrelation zwischen dem Nachweis empfängerreaktiver THZ-V nach KMT und der Entwicklung einer akuten GvHD war statistisch hochsignifikant ($p < 0{,}003$; Fisher-Test). In der klonalen Spezifitätsanalyse konnte die hohe Spezifität der nachgewiesenen THZ-V für den Empfänger erneut bestätigt werden (nicht dargestellt).

Zytokinmuster im peripheren Blut bei akuter GvHD

Zytokine bei akuter GvHD

Die bisher vorgestellten Daten deuten auf eine zentrale Rolle von lymphokinsezernierenden T-Helferzellen in der Pathogenese der akuten GvHD hin. Hauptnachteile unseres experimentellen Ansatzes sind die Notwendigkeit einer 12- bis 14tägigen In vitro-Expansion und die Tatsache, daß nur die IL-2-Produktion erfaßt wird, obwohl eine Beteiligung anderer Zytokine hochwahrscheinlich ist. Um diese Schwäche wenigstens teilweise zu überwinden, haben wir die RT-PCR zum Nachweis von Zytokin-mRNA eingesetzt. Daher wurden 8 Patienten mit akuter GvHD und 7 als Kontrollen Patienten ohne GvHD zu mehreren Zeitpunkten nach KMT untersucht. Die mRNA wurde aus frisch gewonnenen oder kryopräservierten PBMNZ ohne

Tabelle 3 Zytokinexpression bei akuter GvHD[1]

Patient Nr.	Tage nach KMT	IL-1α	IL-2	IL-4	IL-10	IL-12	IL13	TNF-α	TNF-β	γ-IFN
1	27	–	+	+	+	+	–	+	+	+
2	30	–	–	–	+	+	–	+	+	+
3	28	–	+	+	+	+	+	+	+	+
4	27	–	+	+	+	+	+	+	+	+
5	27	–	–	+	+	–	+	+	+	+
6	28	+	–	+	+	+	+	+	+	+
7	30	–	+	+	+	+	+	+	+	+
8	30	–	–	+	+	–	+	+	+	+

[1] PBMNZ von Patienten mit akuter GvHD wurden zum Zeitpunkt der klinischen Diagnose asserviert. Anschließend wurde, wie unter «Material und Methoden» beschrieben, mRNA isoliert, in cDNA überführt und nach Zugabe der entsprechenden Primer amplifiziert.

weitere In-vitro-Aktivierung oder -Expansion isoliert. Nach Überführung in die entsprechende cDNA wurden dann Primer für Th1-Zytokine (IL-2, γ-IFN, TNF-β) und Th2-Zytokine (IL-4, IL-6, IL-10, IL-13) hinzugegeben. Zusätzlich wurden auch Primer für die proinflammatorischen Zytokine TNF-α und IL-1 sowie für das IL-12 eingesetzt. Insgesamt wurden 35 Amplifikationszyklen verwendet. Bei den Patienten fand sich ein komplexes Muster, wie Tabelle 3 zeigt. Von den typischen Th1-Zytokinen waren γ-IFN und TNF-β bei allen Patienten nachweisbar, während IL-2 bei nur 50% zu finden war. Die Th2-Zytokine IL-4, IL-10, IL-6 und IL-13 waren in 75–100% der Fälle nachweisbar. Von den proinflammatorischen Zytokinen war TNF-α in allen Fällen und IL-1 nur in einem Fall vorhanden. In 7 von 8 Fällen konnte außerdem mRNA für IL-12 nachgewiesen werden. Die Kontrollgruppe erwies sich als sehr heterogen. Im Gegensatz zu Patienten mit akuter GvHD war bei allen Patienten der Kontrollgruppe IL-1 vorhanden, während IL-4 in keinem und IL-2 nur in 2 Fällen nachweisbar waren (nicht dargestellt). Das Zytokinmuster bei akuter GvHD läßt sich entweder durch die Aktivierung von Th0-Helferzellen oder durch die gleichzeitige Präsenz von Th1- und Th2-Populationen erklären.

Untersuchungen zur Rolle empfängerspezifischer THZ-V in der Pathogenese der chronischen GvHD

Minorreaktive T-Helferzell-Vorläufer bei chronischer GvHD

Die sehr enge Assoziation zwischen empfängerreaktiven THZ-V und der akuten GvHD warf natürlich die Frage auf, ob die gleiche Population auch in der Pathogenese der chronischen GvHD eine Rolle spielen könnte. Um dieser Frage nachzugehen, haben wir insgesamt 12 Patienten mit chronischer GvHD (8 primär chronische, 4 sekundär chronische) nach HLA-kompatibler Familienspender-KMT zu multiplen Zeitpunkten zwischen Tag +150 und Tag +1080 untersucht [29]. Die GvHD-Prophylaxe bestand bei allen Patienten aus CsA/Mtx, und bei 8 Patienten lag die histologische Diagnose einer lichenoiden chronischen GvHD vor. Als Kontrollpatienten dienten 9 Patienten ohne Hinweis auf chronische GvHD nach CsA/Mtx-Prophylaxe sowie 9 Patienten ohne GvHD nach In-vivo-/Ex-vivo-T-Zell-Depletion. Bei diesen Untersuchungen wurden zusätzlich mit dem gleichen Kulturverfahren empfängerreaktive ZTZ-V bestimmt. Tabelle 4 zeigt, daß

Tabelle 4

Frequenzen von THZ-V und zytotoxischer T-Zell-Vorläuferzellen ZTZ-V bei Patienten mit chronischer GvHD (cGvHD)[1]

Patient Nr.	Zeitpunkt	cGvHD	THZ-V $\times 10^{-3}$	ZTV-V $\times 10^{-3}$
45	150	ja	29,6	<400
	260	ja	39,4	<400
199	180	ja	38,9	73,5
	360	ja	53,8	19,0
	1080	nein	<400	<400
204	180	ja	19,9	<400
	330	ja	26.7	66,2
	720	nein	<400	<400
205	150	ja	19,9	<400
	280	ja	24,9	<400
235	240	ja	17,9	17,2
	620	ja	31,2	18,7
	720	nein	<400	<400
247	450	ja	25,0	<400
	570	nein	<400	<400
260	180	ja	22,9	33,1
	230	ja	29,6	64,1
	720	nein	52,0	<400
263	150	ja	22,0	<400
	330	ja	42,7	<400
	440	ja	49,3	<400
266	270	ja	19,3	<400
	400	ja	28,0	<400
	540	ja	29,9	<400
275	180	ja	36,6	<400
	360	ja	48,5	<400
285	150	ja	91,7	<400
	480	ja	31,1	15,4
306	150	nein	<400	37,0
	210	ja	21,8	19,8
	350	ja	27,6	21,6

[1] Frequenzen von THZ-V und ZTZ-V wurden bei Patienten mit cGvHD zu mehreren Zeitpunkten mit Hilfe unserer Grenzverdünnungskultur bestimmt (siehe «Material und Methoden»); Nachweisgrenze bei einer Frequenz von <1/400000.

bei allen Patienten mit chronischer GvHD empfängerreaktive THZ-V in hoher Frequenz nachweisbar waren. Bei 4 Patienten, deren chronische GvHD sich unter immunsuppressiver Therapie zurückbildete, war diese Population nach Abklingen der klinischen Symptomatik nicht mehr nachweisbar, bei einem Patienten persistierten diese Zellen trotz fehlender Krankheitsaktivität. Die Frequenzen in den autologen Kontrollkulturen lagen jenseits der Nachweisgrenze. Bei keinem der Kontrollpatienten waren zu irgendeinem Zeitpunkt empfängerreaktive THZ-V nachweisbar. Die Korrelation zwischen der Präsenz empfängerreaktiver THZ-V und aktiver chronischer GvHD war statistisch hochsignifikant ($p < 0{,}0003$; Fisher-Test). Empfängerreaktive ZTZ-V waren bei 6 der 12 Patienten mit chronischer GvHD auffindbar, jedoch bei keinem der Kontrollpatienten. Bei der klonalen Spezifitätsanalyse von 4 der Patienten mit chronischer GvHD waren im Median >85% der Klone empfängerspezifisch (nicht dargestellt).

Zytokinmuster im peripheren Blut von Patienten mit chronischer GvHD

Zytokine bei chronischer GvHD

Untersucht wurden die PBMNZ von 6 Patienten mit aktiver chronischer GvHD zu mehreren Zeitpunkten nach KMT. Bei allen 6 Patienten mit chronischer GvHD war ein typisches Th1-Muster mit der Expression von mRNA für IL-2, γ-IFN und TNF-β nachweisbar, während mRNA für IL-4 sporadisch gefunden wurde (Tab. 5).

Tabelle 5

Zytokinexpression bei Patienen mit chronischer GvHD[1]

Patient Nr.	Tage nach KMT	Il-1-α	IL-2	IL-4	IL-10	IL-12	IL-13	TNF-α	TNF-β	γ-IFN
1	160	+	+	–	+	+	+	+	+	+
2	120	–	+	–	+	n. d.[2]	n. d.[2]	+	+	+
3	120	–	+	–	+	n. d.[2]	n. d.[2]	+	+	+
4	270	–	+	–	+	–	+	+	+	+
5	145	+	+	–	+	–	–	+	+	+
6	180	–	+	+	+	n. d.[2]	n. d.[2]	+	+	+

[1] PBMNZ von Patienten mit chronischer GvHD wurden im Verlauf der Erkrankung asserviert. Anschließend wurde, wie in «Material und Methoden» dargestellt, mRNA isoliert, in cDNA überführt und dann mit den entsprechenden Primern amplifiziert.

[2] n. d. = Nicht durchgeführt.

Untersuchungen zur Rolle von empfängerreaktiven THZ-V beim GvL-Effekt nach Spenderlymphozytentransfusion zur Behandlung der rezidivierten CML nach KMT

Minorreaktive T-Helferzell-Vorläufer bei GvL

Wie in der «Einleitung» schon angedeutet, ist mit einer GvHD nach KMT ein ausgeprägter antileukämischer Effekt verbunden. Dies gilt insbesondere für die CML, wo eine lineare Beziehung zwischen dem Schweregrad der GvHD und dem Rezidivrisiko besteht [30]. Es war daher nur konsequent, daß zunächst Kolb et al. und dann zahlreiche andere Gruppen weltweit versucht haben, das antileukämische Potential der Spenderlymphozyten zur Behandlung leukämischer Rezidive nach KMT einzusetzen [31–37]. Die Potenz der Leukapherese-Therapie bei Patienten mit CML in chronischer Phase ist verblüffend, es werden übereinstimmend molekulargenetische Remissionen in einer Frequenz von 70–80% angegeben. Bei der Mehrzahl der Patienten war das Ansprechen auf Therapie mit der Entwicklung einer GvHD assoziiert, aber es wurde auch von mehreren Patienten berichtet, bei denen eine Remission ohne jegliche klinische Evidenz für eine GvHD erreicht werden konnte. Die Spenderlymphozyten-Transfusionstherapie (SLT) liefert somit den ersten direkten Beweis für die Existenz und auch die Potenz des GvL-Effekts und stellt auch ein ideales Modell dar, um die Mechanismen dieses Effekts zu untersuchen. Erstaunlicherweise lagen zu Beginn unserer Untersuchungen keinerlei experimentelle Daten zum möglichen Wirkungsmechanismus dieses Therapieverfahrens vor. Unsere Untersuchungen verfolgten zwei Ziele:

a) Es sollte versucht werden, die wichtigsten Zielantigene für die Spenderlymphozyten zu identifizieren.
b) Es sollte versucht werden, die wesentlichen Effektorpopulationen zu identifizieren.

Klinische Effekte der SLT

Untersucht wurden diese Fragestellungen an 9 Patienten mit rezidivierter CML nach KMT, die einer SLT zugeführt wurden [38]. Alle Patienten wurden zunächst für 2–3 Monate mit α-Interferon behandelt, dann erfolgte die Gabe von 1–4 Leukapheresen vom ursprünglichen Knochenmarkspender. In Tabelle 6 sind die wichtigsten klinischen Daten zusammengefaßt. 7 der 9 Patienten erreichten eine molekulargenetische Remission. 6 der 7 erfolgreich therapierten Patienten entwickelten ein typisches klinisches Syndrom, bestehend aus einer GvHD in Verbindung mit einer Knochenmarkshypoplasie, mit anschließender Regeneration von Spenderhämopoese. Dieses Syndrom entspricht dem Bild einer Transfusions-GvHD wie sie bei der Übertragung nichtbestrahlter Blutprodukte auf immunsupprimierte Patienten beobachtet wird. Da in allen 6 Fällen HLA-identische, MLC-negative Geschwisterspender verwendet wurden, suggeriert diese Beobachtung, daß dic Spenderlymphozyten Minor-Histokompatibilitätsantigene erkennen, die sowohl auf den typischen Zielorganen der GvHD als auch auf den Leukämiezellen des Empfängers exprimiert werden. Ein gänzlich anderer Verlauf wurde bei Patient Nr. 211 beobachtet, der ohne die Entwicklung einer GvHD oder Knochenmarksaplasie eine komplette molekulargenetische Remission erreichte. Dieser Verlauf suggeriert, daß der antileukämische Effekt der Spenderlymphozyten auf einer Spezifität für CML-spezifische Antigene oder für hämopoesespezifische Minor-Antigene beruht. Zwei Patienten zeigten keinerlei Ansprechen auf die Spenderlymphozyten und bei keinem der beiden wurde eine GvHD oder Knochenmarksaplasie beoachtet.

Minorreaktive T-Helferzell-Vorläufer nach SLT

Zur experimentellen Abklärung dieser Verläufe wurden vor SLT und zu mehreren Zeitpunkten nach der Übertragung PBMNZ aus dem peripheren Blut isoliert und in vitro mit CML-PBMNZ des jeweiligen Patienten in

Tabelle 6
Patienten mit Buffy-coat-Therapie bei rezidivierter CML nach KMT[1]

KMT				Buffy coat				
Patient Nr.	Diagnose	Alter Jahre	GvHD[2]	MNZ $\times 10^8$/kg	GvHD[2]	KM-Hypoplasie	PCR	Ergebnis
70	CML cP	48	keine	5,5	aGvHD cGvHD	ja	neg.	anhaltende Remission, cGvHD
165	CML cP	36	keine	4,5	aGvHD cGvHD	ja	neg.	anhaltende Remission, cGvHD
172	CML cP	56	cGvHD	3,0	aGvHD cGvHD	ja	neg.	anhaltende Remission, cGvHD
179	CML cP	20	cGvHD	0,5	aGvHD cGvHD	ja	neg.	anhaltende Remission, cGvHD
201	CML cP	47	aGvHD cGvHD	4,3	aGvHD cGvHD	ja	neg.	Tod in Aplasie
207	CML aP	48	keine	5,3	keine	keine	pos.	Tod, Progression der CML
211	CML cP	42	keine	6,1	keine	keine	neg.	anhaltende Remission
261	CML cP	38	aGvHD cGvHD	3,3	cGvHD	ja	neg.	anhaltende Remission, cGvHD
282	CML cP	24	keine	2,7	keine	keine	pos.	anhaltende chronische Phase

[1] Alle 9 Patienten hatten nach KMT ein hämatologisches Rezidiv erlitten. Vor Buffycoatübertragung wurden sie über 2–3 Monate mit α-Interferon in einer Dosierung von 3×10^6 IE/m² Körperoberfläche behandelt.
[2] aGvHD bzw. cGvHD = Akute bzw. chronische GvHD.

unserer Grenzverdünnungskultur stimuliert. Anschließend wurden die aktivierten T-Zellen auf ihre Fähigkeit zur IL-2-Sekretion in unserem MTT-Assay und auf zytotoxische Aktivität in einem ^{51}Cr-Freisetzungstest untersucht. Zur Restimulation im Helferzell-Assay und auch als Zielzellen im Zytotoxizitäts-Assay wurden LZL und CML-PBMNZ des Empfängers eingesetzt. Da 8 von 9 der LZL in einer RT-PCR für c-abl/bcr mRNA negativ und somit nicht Teil des leukämischen Klons waren, ergab sich in diesen 8 Fällen näherungsweise die Möglichkeit, minorreaktive von leukämiespezifischer T-Zell-Reaktivität zu trennen. Wie in Tabelle 7 gezeigt, waren bei 8 der 9 untersuchten Patienten vor der Lymphozytenübertragung keine empfängerspezifischen THZ-V nachweisbar. Diese Patienten waren also zu Therapiebeginn dem Empfänger gegenüber auf der THZ-V-Ebene tolerant. Lediglich bei Patientin Nr. 179, die vor der Lymphozytenübertragung an einer milden chronischen GvHD litt, waren – wie erwartet – THZ-V in niedriger Frequenz vorhanden. Ein gänzlich anderes Bild ergab sich im Verlauf nach der Lymphozytenübertragung. Bei allen 6 Patienten mit dem Bild einer Transfusions-GvHD waren empfängerspezifische THZ-V in hoher Frequenz nachweisbar. Sie waren bei allen 6 Patienten bereits vor der Entwicklung der Knochenmarksaplasie und bei 5 der 6 Patienten auch vor der Manifestation der GvHD vorhanden. Diese Population war bei diesen

Tabelle 7 Frequenzen von THZ-V- und zytotoxischen T-Vorläuferzellen vor und nach KMT sowie vor und nach Buffy-coat-Therapie (BC)[a]

Patient Nr.	Zeitpunkt	GvHD	KM-Hypoplasie	THZ-V $\times 10^{-3}$	ZTV-V $\times 10^{-3}$
70	vor KMT	–	–	21,9[b]	n. u.[c]
	nach KMT	keine	–	n. u.[c]	n. u.[c]
	vor BC	keine	–	<100	<100
	d + 14 nach BC	keine	keine	17,1	15,1
	d + 60 nach BC	ja	keine	20,0	<100
	d + 90 nach BC	ja	ja	9,8	<100
	d + 600 nach BC	ja	keine	12,4	39,7
165	vor KMT	–	–	<100	n. u.[c]
	nach KMT	keine	–	n. u.[c]	n. u.[c]
	vor BC	keine	–	<100	<100
	d + 30	keine	keine	37,9	<100
	d + 70	ja	ja	21,1	66,2
172	vor KMT	–	–	<100	n. u.[c]
	d + 30 nach KMT	keine	–	<100	<100
	d + 80 nach KMT	keine	–	<100	<100
	vor BC	keine	–	<100	<100
	d + 28 nach BC	keine	–	<100	<100
	d + 37 nach BC	ja	–	9,7	<100
	d + 49 nach BC	ja	ja	7,9	<100
	d + 50 nach BC	keine	keine	<100	52,1
179	vor KMT	–	–	28,4	n. u.[c]
	nach KMT	ja	–	n. u.[c]	n. u.[c]
	vor BC	ja	–	47,2	<100
	d + 30 nach BC	ja	keine	32,5	70,9
	d + 60 nach BC	ja	ja	20,4	48,1
201	vor KMT	–	–	19,4	n. u.[c]
	d + 60 nach KMT	ja	–	71,0	n. u.[c]
	d + 90 nach KMT	ja	–	82,0	n. u.[c]
	vor BC	keine	keine	<100	<100
	d + 60 nach BC	keine	keine	29,4	<100
	d + 90 nach BC	ja	ja	14,3	<100
207	vor KMT	–	–	<100	n. u.[c]
	nach KMT	keine	–	n. u.[c]	n. u.[c]
	vor BC	keine	–	<100	<100
	d + 30 nach BC	keine	keine	<100	<100
	d + 90 nach BC	keine	keine	<100	<100
211	vor KMT	–	–	<100	n. u.[c]
	d + 30 nach KMT	keine	–	<100	n. u.[c]
	d + 90 nach KMT	keine	–	<100	n. u.[c]
	vor BC	keine	–	<100	<100
	d + 14 nach BC	keine	keine	12,8[d]	<100
	d + 35 nach BC	keine	keine	27,8[d]	<100
	d + 90 nach BC	keine	keine	58,8[d]	<100
261	vor KMT	–	–	51,5	n. u.[c]
	d + 30 nach KMT	keine	–	<100	n. u.[c]
	d + 90 nach KMT	ja	–	54,3	n. u.[c]

Tabelle 7 (Fortsetzung)

Patient Nr.	Zeitpunkt	GvHD	KM-Hypoplasie	THZ-V $\times 10^{-3}$	ZTV-V $\times 10^{-3}$
	vor BC	keine	–	<100	<100
	d + 14 nach BC	keine	keine	<100	<100
	d + 28	keine	ja	16,6	<100
	d + 70 nach BC	keine	ja	12,8	<100
	d + 90 nach BC	ja	keine	6,9	<100
	d + 36 nach BC	ja	keine	15,2	<100
282	vor KMT	–	–	<100	n. u.[c]
	nach KMT	keine	–	n. u.[c]	n. u.[c]
	vor BC	keine	–	<100	<100
	d + 30 nach BC	keine	keine	<100	<100
	d + 60 nach BC	keine	keine	<100	<100

[a] PBMNZ des Spenders bzw. des Patienten wurden zum angegebenen Zeitpunkt isoliert und, wie unter «Material und Methoden» beschrieben, in unserer Grenzverdünnungskultur auf empfängerreaktive THZ-V und ZTZ-V untersucht; Nachweisgrenze bei einer Frequenz <1/100000.
[b] = T-Zelldepletion als GvHD-Prophylaxe.
[c] n. u. = Nicht untersucht.
[d] T = Tage.
[e] = Primärstimulation mit Empfänger-LZI.

Patienten in der GvHD-Phase konsistent nachweisbar und verschwand bei Patient Nr. 172 mit Abklingen der GvHD. Die nachgewiesenen THZ-V waren streng empfängerspezifisch, denn bei Restimulation mit Spender-LZL lagen die THZ-V-Frequenzen unter der Nachweisgrenze des Verfahrens. Der Nachweis von empfängerspezifischen THZ-V korrelierte hochsignifikant mit dem Ansprechen auf die Spenderlymphozytentransfusion ($p < 0,03$; Fisher-Test), denn diese Population war bei den beiden Nonrespondern zu keinem Zeitpunkt nachweisbar. Bei 3 dieser Patienten gelang es im übrigen auch nach Restimulation mit einer 10fach höheren Zahl CML-PBMNZ, THZ-V in ähnlicher Frequenz zu betimmen (Daten nicht dargestellt). Die Ausnahme bildete wieder Patient Nr. 211. Bei diesem Patienten konnten nach Primärstimulation mit CML-PBMNZ und Restimulation mit Empfänger-LZL keine THZ-V erfaßt werden. Wurde die Primärstimulation jedoch mit Empfänger-LZL durchgeführt, waren empfängerspezifische THZ-V in hoher Frequenz nachweisbar. Die genaue Spezifität dieser THZ-V ist unklar, da Patient Nr. 211 der einzige Patient war, dessen LZL in der c-abl/bcr PCR-positiv waren, so daß neben einer Spezifität für Minor-Antigene des Empfängers auch eine leukämiespezifische Reaktivität nicht ausgeschlossen werden kann. Da eine Primärstimulation mit Empfänger-LZL bei den übrigen 6 Patienten lediglich die gemessenen Frequenzen erhöhte, ohne die Spezifität zu verändern, ist davon auszugehen, daß die LZL im Fall von Patient Nr. 211 lediglich bessere Stimulatorzellen waren als die CML des Patienten.

T-Zell-Subpopulationen nach SLT

Bei 2 Patienten haben wir den Phänotyp der empfängerspezifischen THZ-V charakterisiert. Zu diesem Zweck wurden mit Hilfe eines Zellsorters

Tabelle 8

Frequenzen von empfängerreaktiven THZ-V in T-Zellsub-Populationen nach Buffy-coat-Therapie (BC)[1]

Patient Nr.	Tage nach BC	T-Zell-Subpopulation	THZ-V × 10^{-3}
165	70	$CD4^+$	29,8
		$CD8^+$	65,4
179	60	$CD4^+$	35,2
		$CD8^+$	80,6

[1] FACS-gereinigte $CD4^+$- und $CD8^+$-T-Zellen der Patienten nach Buffy-coat-Therapie wurden in unsere Grenzverdünnungskultur gegeben, und nach 14 Tagen wurden die Frequenzen von THZ-V bestimmt (siehe «Material und Methoden»).

$CD4^+$- und $CD8^+$-T-Zell-Subpopulationen isoliert und, wie oben beschrieben, mit CML-PBMNZ in unserem Kultursystem stimuliert und expandiert und nach Abschluß der Kulturperiode auf IL-2-Sekretion getestet. Tabelle 8 zeigt, daß empfängerspezifische THZ-V sowohl in der $CD4^+$- als auch in der $CD8^+$-T-Zell-Population vorhanden waren, wobei die Frequenzen in der $CD4^+$-Population etwa um den Faktor 2 höher waren.

Zytotoxische T-Zell-Vorläuferzellen nach SLT

Was den Nachweis empfängerspezifischer ZTZ-V angeht, so waren von der Lymphozytenübertragung bei keinem der 9 Patienten ZTZ-V nachweisbar, alle Patienten waren also auf der Ebene der ZTZ-V gegenüber Minor-Antigenen des Empfängers tolerant. Nach der Spenderlymphozytentransfusion waren bei insgesamt 4 der erfolgreich therapierten Patienten ZTZ-V in signifikanter Frequenz nachweisbar. Bei 2 Patienten waren diese Zellen bereits sehr früh nach der Übertragung vorhanden, bei den beiden anderen wurden sie erst nach Entwicklung einer chronischen GvHD nachweisbar. In allen Fällen waren die ZTZ-V streng empfängerspezifisch; ein statistisch signifikanter Zusammenhang mit dem Ansprechen auf die Spenderlymphozytentransfusion, der Entwicklung einer Knochenmarksaplasie oder einer GvHD bestand nicht.

Quantitativer Vergleich zwischen den Frequenzen empfängerreaktiver THZ-V nach Spenderlymphozytentransfusion und nach KMT

Vergleich KMT vs. SLT

Eine genauere Betrachtung der in Tabelle 6 aufgeführten klinischen Daten zeigt, daß 4 der 7 Responder bereits im Posttransplantationsverlauf eine GvHD durchgemacht hatten. Daher erhebt sich die Frage, wieso bei der gleichen Empfänger-Spender-Konstellation die antileukämische Effektivität der Spenderlymphozytentransfusion größer sein kann als die Kombination von Ganzkörperbestrahlung, hochdosierter Chemotherapie und GvHD-GvL-Effekt nach KMT. Die erhöhte antileukämische Wirksamkeit der Lymphozytentransfusion ist dadurch belegt, daß die molekulargenetischen Remissionen von 4 der 6 überlebenden Responder nach Immuntherapie bereits länger anhalten als nach der ursprünglichen KMT. Wir sind der Frage nachgegangen, ob es quantitative Unterschiede in der Frequenz empfängerreaktiver THZ-V nach Immuntherapie im Vergleich zur KMT gibt. Zu diesem Zweck wurden die PBMNZ von 4 Patienten zu äquivalenten Zeitpunkten nach Spenderlymphozytentransfusion und KMT in unserem Kultursystem auf die Präsenz empfängerreaktiver THZ-V untersucht. Für einen gegebenen Patienten wurden alle Kulturen am gleichen Tag angesetzt, um durch Tagesschwankungen bedingte Artefakte auszuschließen. Tabelle 8 zeigt, daß bei den beiden untersuchten Patienten mit GvHD nach KMT zum Zeitpunkt der GvHD empfängerspezifische THZ-V nachweisbar waren, während dies bei den beiden Patienten ohne GvHD nicht der Fall war. Bei allen 4 Patienten waren die Frequenzen nach Immuntherapie zu den äquivalenten Zeitpunkten um das 8- bis 13fache höher als nach KMT.

Besonders instruktiv ist der Verlauf bei Patient Nr. 172. Bei ihm war der prädiktive GvHD-Test vor KMT negativ, und er entwickelte dementsprechend unter GvHD-Prophylaxe mit CsA/Mtx keine GvHD und in den ersten 90 Tagen waren keine empfängerreaktiven THZ-V nachweisbar. Nach Absetzen der Immunsuppressiva kam es zur Entwicklung einer milden chronischen GvHD, die sich unter Steroidtherapie zurückbildete. Nach Spenderlymphozytentransfusion mit einer im Vergleich zum Knochenmarktransplantat erhöhten T-Zell-Zahl und ohne GvHD-Prophylaxe entwickelte der Patient eine akute GvHD II.–III. Grades, die sich unter Immunsuppression mit Cyclosporin und Steroiden wieder zurückbildete. Bereits vor Auftreten der GvHD und vor Entwicklung einer Knochenmarksaplasie waren erstmals hohe Frequenzen empfängerreaktiver THZ-V nachweisbar; diese persistierten bis zum Abklingen der GvHD.

Zytokinexpression nach Spenderlymphozytentransfusion

Zytokine nach SLT

Die bisher vorgestellten Daten suggerieren eine zentrale Rolle für die empfängerreaktiven THZ-V beim GvL-Effekt nach Spenderlymphozytentransfusion. In den nachfolgend beschriebenen Experimenten wurde versucht, die relevante T-Helferzell-Subpopulation auf der Basis ihrer Zytokinexpression zu identifizieren. Zu diesem Zweck wurden die PBMNZ aller 9 Patienten zu mehreren Zeitpunkten nach Lymphozytenübertragung auf die Expression einer Vielzahl von Th1- und Th2-Zytokinen mittels RT-PCR untersucht. Wie in Tabelle 9 dargestellt, war bei allen Respondern in der Phase der GvHD bzw. der Aplasie ein typisches Th0-Muster mit Koexpression von IL-2, IL-4, γ-IFN und TNF-β nachweisbar. Dies gilt interessanterweise auch für Patient Nr. 211, der ja ohne GvHD und Aplasie eine molekulargenetische Remission erreichte. Neben diesen typischen T-Zell-Zytokinen waren praktisch immer auch TNF-α und IL-10 zu finden. Die Expression von IL-2-mRNA war bei semiquantitativer Messung sehr heterogen. Die beiden Patienten ohne Ansprechen auf die Immuntherapie unterscheiden sich von den Respondern durch die fehlende Expression von IL-4 und γ-IFN. Bei den Spendern und Patienten vor Immuntherapie war ein sehr heterogenes Muster vorhanden, wobei häufig mRNA für TNF-α, TGF-β und IL-10 nachweisbar war, nicht jedoch das Th0-Muster (nicht dargestellt).

Tabelle 9

Vergleich der Frequenzen von THZ-V beim gleichen Patienten zu vergleichbaren Zeitpunkten nach KMT und Buffy-coat-Therapie[a]

Patient Nr.	Nach Buffy-coat-Therapie			Nach KMT		
	Tag	THZ-V $\times 10^{-3}$	95% KG	Tag	THZ-V $\times 10^{-3}$	95% KG
172	37	9,7	5,7–12,8	37	<100	–
		7,9	7,0–16,1		<100	–
201	30	29,4	19,4–40,3	30	70,9	49,0–125,0
		14,3	10,6–22,1		82,0	49,0–140,8
211	35	27,8	19,9–49,0	35	<100	–
	90	58,8	32,6–104,1		<100	–
261	28	16,6	12,7–21,9	28	<100	–
	90	6,9	4,3–10,6	90	54,3	37,0–108,7

[a] Frequenzen von THZ-V wurden, wie unter «Material und Methoden» beschrieben, in unserer Grenzverdünnungskultur zu verschiedenen Zeitpunkten nach Buffy-coat-Therapie und KMT bestimmt. Für einen gegebenen Patienten wurden alle Kulturen zum selben Zeitpunkt angesetzt; Nachweisgrenze bei einer Frequenz von $<1/100000 = 100 \times 10^{-3}$.

Tabelle 10

Zytokinexpression nach Buffy-coat-Therapie (BC)[1]

Patient Nr.	Tage nach BC	GvHD	IL-2	IL-4	IL-10	IL-12	TNF-α	TNF-β	γ-IFN
70	90	ja	+	+	+	+	+	+	+
165	70	ja	+	+	–	–	+	+	+
172	49	ja	+	+	–	–	+	+	+
179	60	ja	+	+	–	–	+	+	+
201	90	ja	–	+	+	–	+	+	+
207	90	nein	–	–	+	–	+	+	–
211	90	nein	+	+	–	–	+	+	+
261	90	ja	+	+	–	–	+	+	+
282	60	nein	–	–	+	–	+	+	–

[1] Zu den angegebenen Zeitpunkten wurden PBMNZ asserviert, anschließend wurde mRNA isoliert, in cDNA überführt und schließlich mit den entsprechenden Primern inkubiert und amplifiziert (siehe «Material und Methoden»).

Diskussion

Sensitivität/Spezifität des prädikativen Tests

Unsere Untersuchungen weisen auf eine zentrale Rolle von Lymphokin-sezernierenden T-Helferzellen in der Pathogenese der GvHD hin. Eine potentiell besonders nützliche Konsequenz aus dieser Erkennis ist die Möglichkeit, das Risiko einer GvHD mit unseren prädiktiven Tests vorherzusagen, um damit eine risikoadaptierte GvHD-Prophylaxe einleiten zu können. Der von uns vorgestellte prädiktive Test scheint bezüglich seiner

Sensitivität und Spezifität den meisten bisher publizierten Verfahren überlegen zu sein [39–43]. Lediglich die im Ansatz sehr ähnliche Methode von Schwarer et al. [44] liefert vergleichbare quantitative Ergebnisse. Trotzdem weist auch unser Test mehrere technische und grundsätzliche Schwächen auf:

1. Begrenzte Sensivität: Der Test weist nur Reaktivität zwischen HLA-identischen, MLC-negativen Geschwisterpaaren auf, die stark genug ist, um trotz Immunsuppression mit CsA/Mtx als GvHD durchzubrechen. Die Sensivität ist nicht ausreichend, um z. B. das GvHD-Risiko nach Spenderlymphozytentransfusion ohne GvHD-Prophylaxe vorherzusagen.
2. Abhängigkeit von EBV-Linien: Eine große Schwäche stellt die Abhängigkeit von der Transformierbarkeit von Spender-Empfänger-B-Zellen durch EBV-Virus dar. Da diese Transformation in 20–25% der Fälle nicht gelingt, ist der Test nur bei 75–80% der Fälle anwendbar.
3. Durch die Verwendung von PBMNZ/LZL, also hämopoetischen Zellen, zur Stimulation bzw. Restimulation besteht die grundsätzliche Gefahr, daß Reaktivität gegen organspezifische Minor-Antigene (z. B. Haut oder Leber) nicht erfaßt wird.

Verbesserungen des prädikativen Tests

Die beiden zuerst genannten Probleme sind bis zu einem gewissen Grad lösbar. Wie in den Arbeiten von Schwarer et al. [44] gezeigt, lassen sich LZL weitgehend durch PBMNZ ersetzen, sofern die Stimulatorzellzahl nur hoch genug angesetzt wird. Die Sensivität des Verfahrens läßt sich durch eine Kombination von Grenzverdünnungsanalyse und PCR, wie von Troutt und Kelso [45] im Maussystem bereits eingeführt, mit Sicherheit erheblich steigern. Es steht allerdings zu befürchten, daß die exquisite Sensitivität der PCR zu einer Reduktion der Spezifität führen wird. Die praktische Relevanz von Punkt 3 hängt im wesentlichen davon ab, wie häufig isolierte Differenzen in organspezifischen Minor-Antigenen in verschiedenen Populationen vorkommen.

Limitierungen der Kulturmethode

Unsere Untersuchungen zur Rolle von T-Helferzell-Subpopulationen in der Pathogenese der akuten und chronischen GvHD suggerieren ein Modell, in dem empfängerreaktive Th0-Zellen in der akuten und Th1-Helferzellen in der chronischen GvHD eine zentrale Rolle spielen, während empfängerspezifische zytotoxische T-Zellen zumindest in der chronischen GvHD von untergeordneter Bedeutung sind. Dieses Modell ist in sich plausibel, weil es sich bei den meisten GvHD-Reaktionen nach GvHD um primäre Immunreaktionen nichtsensibilisierter Spender-T-Zellen handelt, so daß ein Th0-Muster zu erwarten wäre. Da in den meisten untersuchten Fällen IL-12-mRNA zum Zeitpunkt der akuten GvHD nachweisbar war, wären die geeigneten Bedingungen gegeben, um eine Th1-Differenzierung zu induzieren. Es gibt allerdings einige gewichtige Einwände gegen unser Modell. Der wichtigste methodologische Einwand betrifft die Verwendung von PBMNZ statt Lymphozyten aus den Zielorganen der GvHD. Da im peripheren Blut nur etwa 2% aller Lymphozyten eines Menschen vorhanden sind und diese Lymphozyten außerdem 12–14 Tage in-vitro-expandiert wurden, besteht durchaus eine gewisse Gefahr, daß es sich bei unseren Befunden um In-vitro-Artefakte handelt. Es muß außerdem daraufhin gewiesen werden, daß in Tiermodellen der GvHD die Expression von Zytokin-mRNA von Organ zu Organ sehr unterschiedlich ist und außerdem stark vom Zeitpunkt der Untersuchung abhängt [46]. Die bisher vorliegenden Untersuchungen an aus Zielorganen der GvHD isolierten Lymphozyten haben nach unsserer Einschätzung keinen wesentlichen Erkenntniszuwachs gebracht und leiden ebenfalls unter dem Manko, daß wegen der niedrigen Zellzahlen eine In-vitro-Expansion erforderlich war [47–49]. Ein potentieller Ansatz zur Überwindung dieser Schwierigkeiten wäre die Anwendung des bereits oben erwähnten Ansatzes von Troutt und Kelso auf Hautlymphozyten, denn dank der hohen Sensivität der PCR sollte es möglich sein, eine In-Vitro-Expansion weitgehend zu umgehen [45]. Die gleichzeitige Verwendung der Grenzverdünnungsanalyse sollte eine gute Quantifizierung und eine Spezifitätsanalyse der isolierten Zellen ermögliochen. Ein weiteres methodologisches Problem besteht darin, daß unsere RT-PCR-Daten an PBMNZ und nicht an reinen T-Zellen erhoben wurden, so daß die Anwendung der Th1-Th2-Nomenklatur strenggenommen nicht zulässig ist, da diese eigentlich nur für T-Zell-Klone gilt. Andererseits hat unser Ansatz den Vorteil, daß die mit einer T-Zell-Klonierung unvermeidlich verbundenen In-vitro-Artefakte vermieden werden.

Vergleich mit Tiermodellen der GvHD

Ein weiteres Problem unserer Daten ist, daß sie im Gegensatz zu den meisten publizierten tierexperimentellen Studien stehen, die weitgehend übereinstimmend berichten, daß Th1-Zellen eine akute und Th2-Zellen eine chronische GvHD induzieren [9, 15–17]. Diese Diskrepanzen sind unserer Meinung nach nicht allzu gravierend, da es sehr zweifelhaft ist, ob die untersuchten tierexperimentellen Systeme sich als Modelle für die humane GvHD nach allogener KMT eignen. Es handelt sich fast ausschließlich um Modelle mit H2-inkompatiblen Mausstämmen, bei denen die Empfängertiere vor der Lymphozytenübertragung nicht zytoreduktiv behandelt werden und keine GvHD-Prophylaxe erhalten, insbesondere nicht mit Immunsuppressiva wie Cyclosporin oder Steroiden, die einen profunden Einfluß auf die Expression von Zytokin-mRNA haben können [50].

Problem autoreaktiver T-Zellen

In unseren Studien zur chronischen GvHD konnten wir nur alloreaktive Spender-T-Helferzellen mit Spezifität für den Empfänger nachweisen. Diese Befunde stehen im deutlichen Gegensatz zu mehreren tierexperimentellen Untersuchungen, in denen autoreaktive T-Zellen für die chronische GvHD verantwortlich gemacht werden, wobei die Entwicklung autoreaktiver Klone als Folge einer Thymusschädigung durch die akute GvHD interpretiert wird [51–53]. Experimentelle Belege für eine Rolle autoreaktiver Klone in der Pathogenese der chronischen GvHD des Menschen sind spärlich [54]; in den meisten größeren Studien lassen sich solche Zellen nicht nachweisen [18, 19]. Bezüglich unserer Studien muß allerdings einschränkend gesagt werden, daß alle untersuchten Patienten an der lichenoiden Verlaufsform der chronischen GvHD ohne Hinweise auf Autoimmunphänomene litten. Es ist daher nicht auszuschließen, daß sich bei der Untersuchung von Patienten mit der sklerodermiformen Verlaufsform eine andere Spezifität und ein anderes Zytokinspektrum der T-Helferzellen nachweisen ließe.

Rolle zytotoxischer T-Zellen bei GvHD

Abschließend ein Wort zur Rolle von zytotoxischen T-Zellen in der Pathogenese der GvHD. In unseren Untersuchungen konnten wir keinen wesentlichen Beitrag zur Pathogenese der chronischen GvHD erkennen, ihre Rolle bei der Entstehung einer akuten GvHD ist von uns nicht untersucht worden. Unsere Ergebnisse bezüglich der chronischen GvHD stimmen weitgehend mit den Befunden aus den wenigen vergleichbaren Studien überein [18, 19]. Bezüglich ihrer Rolle bei der akuten GvHD gibt es sowohl in Tiermodellen als auch beim Menschen absolut konträre Ergebnisse [55–58]. Wir interpretieren die gegenwärtige Datenlage so, daß zytotoxische T-Zellen bei schweren Verlaufsformen an der Organschädigung beteiligt sind [59], und ähnliches gilt wahrscheinlich auch für die NK-Zellen. Insgesamt sprechen aber unsere eigenen Daten, die Korrelation von Serumspiegeln verschiedener Zytokine mit der Entwicklung einer GvHD sowie die Interventionsstudien mit Zytokin-Antikörpern für eine zentrale Rolle Zytokin-sezernierender T-Zellen in der Induktionsphase der GvHD [60–63].

Pathogenesemodell GvHD

Wir möchten abschließend eine experimentell überprüfbare Hypothese zur Pathogenese der beiden Manifestationsformen der GvHD vorschlagen. In diesem Modell wird die klinische Manifestationsform der GvHD im wesentlichen von zwei Faktoren bestimmt, der Anzahl empfängerreaktiver T-Helferzellen im Transplantat und deren Empfindlichkeit gegenüber den zur GvHD-Prophylaxe eingesetzten Immunsuppressiva. Bei einer hohen Frequenz empfängerreaktiver T-Helferzellen und geringer Sensivität gegenüber der Immunsuppression entwickelt sich eine akute Verlaufsform, bei niedriger Frequenz und hoher Sensivität eine chronische GvHD. Selbstverständlich können auch andere Faktoren, vor allem das Zytokinmilieu beeinflussende wie z. B. Infektionen, modulierend in das Geschehen eingreifen.

Spezifität von THZ-V nach SLT

Unsere Untersuchungen zum GvL-Effekt nach Spenderlymphozytentransfusion deuten darauf hin, daß in der Mehrzahl der erfolgreich behandelten Patienten Spender-T-Helferzellen mit Spezifität für Minor-Histokompatibilitätsantigene des Empfängers eine Transfusions-GvHD induziert haben [64] und daß die Eradikation der CML Folge der Tatsache ist, daß sie ebenfalls diese Minor-Antigene exprimiert [65]. Dies ist eine plausible Hypothese, für die es derzeit allerdings nur indirekte Evidenz gibt. Da wir die Primärstimulation mit CML-Zellen durchgeführt haben und die Restimulation mit EBV-transformierten B-Zellen des Empfängers, die nicht Teil des leukämischen Klons waren, erfolgt ist, ist es plausibel anzunehmen, daß die CML-PBMNZ die gleichen Minor-Antigene exprimieren wie die EBV-LZL. Diese Interpretation wird auch durch die Tatsache gestützt, daß auch das reverse Experiment zu vergleichbaren Ergebnissen führt (nicht dargestellt). Weiterhin ist kürzlich gezeigt worden, daß maligne und normale Hämopoese eines Individuums in aller Regel die gleichen Minor-Histokompatibilitätsantigene exprimieren und daß außerdem ein Teil dieser durch T-Zell-Klone definierten Antigene auch auf den Zielgeweben der GvHD wie z. B. der Haut nachweisbar ist [65–67]. Es muß allerdings betont werden, daß bisher keine Typisierung der Minor-Antigene bei unseren Patienten mit Hilfe der Leidener T-Zell-Klone erfolgt ist. Diese als HA1-5 und H-Y bezeichneten Minor-Antigene sind in der Bevölkerung weit verbreitet, werden im Kontext der HLA-Allele A1 und A2 präsentiert und können eine GvHD induzieren [68]. Da 6 der 7 Responder in unserer Studie HLA-A2 exprimieren, wäre es erstaunlich, wenn die obengenannten Minor-Antigene nicht involviert wären.

Wesentlich schwieriger stellt sich die Situation bei Patient Nr. 211 dar, der ohne GvHD eine molekulargenetische Remission erreichte. Hier konnten wir zwar durch Primärstimulation mit LZL und Restimulation mit LZL empfängerspezifische THZ-V nachweisen; da die EBV-LZL aber c-abl/bcr-mRNA-positiv waren, können wir nicht zwischen einer leukämiespezifischen und einer minorantigenspezifischen Reaktivität diskriminieren. Da das c-abl/bcr-Fusionsprotein p210 absolut CML-spezifisch ist, wären Peptide aus diesem Protein theoretisch und praktisch hochinteressante Zielantigene für den GvL-Effekt. Und in der Tat ist es im Maussystem sowohl in vivo als auch in vitro gelungen, T-Zellen mit Spezifität für Peptide aus dem Fusionsprotein zu induzieren [69, 70]. Auch im Humansystem gibt es mehrere Berichte über die In-vitro-Induktion von T-Zellen mit Spezifität für Peptide aus p210 [69, 71, 72]. Diese Befunde sind jedoch umstritten, da zwei Gruppen darüber berichten, daß die p210-spezifischen T-Zell-Klone mit der Zeit ihre Spezifität verlieren und insbesondere mit EBV-LZL kreuzreagieren [73, 74]. Erschwerend kommt hinzu, daß nur ein geringer Anteil der potentiell CML-spezifischen c-abl/bcr-Peptide an die in der weißen Bevölkerung häufigsten HLA-Allele bindet [75]. Schließlich sei angemerkt, daß es bisher weder gelungen, ist die Expression CML-spezifischer c-abl/bcr-Peptide auf der Oberfläche der Leukämiezellen nachzuweisen, noch in vivo T-Zellen mit Spezifität für diese Peptide zu finden [76]. Unter Berücksichtigung all dieser Fakten ist davon auszugehen, daß T-Zellen mit dieser Spezifität in vivo sehr selten sind und daß es daher eher unwahrscheinlich ist, daß eine solche Population an der Eradikation der CML bei Patient Nr. 211 beteiligt war.

Einen Beitrag von T-Zellen mit Spezifität für Ras- oder p53-Mutanten können wir derzeit weder ausschließen noch bestätigen [77, 78].

Hämopoesespezifische Minorantigene

Nach unserer Einschätzung ist es sehr viel wahrscheinlicher, daß die empfängerspezifische Reaktivität der T-Zellen von Patient Nr. 211 gegen Minor-Antigene gerichtet war, die bevorzugt auf hämopoetischen Zellen exprimiert werden. Ein Kandidat wäre z. B. HA-2, dessen Aminosäuresequenz kürzlich charakterisiert wurde [79]. Dieses Minor-Antigen ist in der Bevölkerung weit verbreitet und wird von dem häufigen HLA-Allel A2 gebunden und präsentiert. Da Patient Nr. 211 A2-positiv ist, käme diese Option durchaus in Frage, und wir prüfen diese Hypothese derzeit in Kooperation mit der Leidener Gruppe von Els Goulmy.

Rolle zytotoxischer T-Zellen nach SLT

Unsere Untersuchungen suggerieren eine dominante Rolle der T-Helferzellen als Effektorzellen des GvL-Effekts. Dieses Ergebnis ist zugleich plausibel und schwer verständlich. Plausibel ist es deshalb, weil in den meisten Tierexperimenten der adoptiven Immuntherapie die Anzahl IL-2-produzierender T-Zellen bzw. die verfügbare Menge IL-2 für die In-vivo-Aktivierung und Expansion der tumorreaktiven T-Zellen limitierend ist [80, 81]. Wir glauben daher, daß der Nachweis hoher Frequenzen IL-2-sezernierender T-Helferzellen die Effektivität unserer Immuntherapie bei den Respondern plausibel erklärt. Schwer verständlich ist hingegen, wie eine Helferzell-Aktivierung per se zu einer derart dramatischen Zytoreduktion in vivo führen kann. Nach den Berechnungen von Antin [82] setzt der Übergang von einem hämatologischen Rezidiv einer CML in eine molekulargenetische Remission eine Zytoreduktion um 6 log-Einheiten voraus. Wie dies ohne eine dominierende Rolle zytotoxischer Effektorzellen gelingen soll ist nicht ohne weiteres nachvollziehbar, insbesondere weil zytotoxische T-Zellen in vielen Tiermodellen der Immuntherapie ganz im Vordergrund stehen [80]. Es gibt mehrere potentielle Erklärungsmöglichkeiten für unsere Unfähigkeit, eine zentrale Rolle zytotoxischer T-Zellen nachzuweisen. Einmal könnten sich die ZTZ-V zum Zeitpunkt der Untersuchung im Knochenmark oder in den Zielorganen der GvHD angereichert haben und wären deshalb im peripheren Blut nicht nachweisbar. Eine andere Alternative wäre, daß es zum Zeitpunkt der Untersuchung bereits zu einer Erschöpfung der ZTZ-V gekommen war, wie sie in einem Mausmodell einer Virusinfektion bei überwältigender Antigenmenge beschrieben wurde [83]. Schließlich könnte es sich um ein vorwiegend technisches Problem handeln. Der 4-Stunden-^{51}Cr-Freisetzungstest könnte zur Erfassung der Zytolyse von CML-Zellen ungeeignet sein, wenn z. B. ein langsamer TNF-induzierter Tod durch Apoptose der Hautpmechanismus der Zytoreduktion wäre [84]. Eine Beteiligung anderer zytotoxischer Effektorzellen wie z. B. der NK-Zellen kann weitgehend ausgeschlossen werden [85], weil wir keine NK-Aktivität gegen CML-PBMNZ nachweisen konnten (Daten nicht dargestellt).

Inhibition von CML-Stammzellen durch Zytokine

Die Hauptschwierigkeit der alternativen Hypothese einer durch Zytokine vermittelten Zytotoxizität besteht darin, daß zwar mehrere der von uns mittels RT-PCR bei den Respondern nachgewiesenen Zytokine (IL-4, γ-IFN, TNF-α) einen hemmenden Einfluß auf das Wachstum von CML-Progenitoren haben, diese aber in der Regel nicht abtöten [85–88]. Ein zytoreduktiver Effekt dieser Größenordnung könnte nur dadurch zustande kommen, daß die Spenderlymphozyten das Gleichgewicht zwischen Proliferation, Differenzierung und Apoptose im Falle der CML-Progenitoren und Stammzellen so zugunsten der Apoptose verschieben, daß die normalen Spenderprogenitoren und Spenderstammzellen einen erheblichen Proliferationsvorteil erhalten. Dies kann schwerlich ein reiner Zytokineffekt sein, denn dieser kann die selektive Wirkung auf leukämische Progenitoren nicht ausreichend erklären. Wir möchten als Erklärung eine elegante Hypothese anbieten, für die es derzeit allerdings keine experimentelle Evidenz gibt.

Modell der CML-Eradikation

Wir postulieren, daß CML-Progenitoren bzw. CML-Stammzellen durch die Expression empfängerspezifischer Minor-Antigene empfängerspezifische T-Helferzellen aktivieren. Diese T-Helferzellen wiederum produzieren einen Cocktail von Zytokinen (wahrscheinlich vom Th0-Typ), welche einerseits zur Proliferation der T-Helferzellen und andererseits zur Induktion von Fas-Antigen auf den in enger räumlicher Nähe befindlichen leukämischen Stammzellen führt [89, 90]. Dadurch können diese über den Fas-Liganden in Wechselwirkung mit zytotoxischen T-Zellen treten, die wiederum dadurch aktiviert werden und eine Apoptose der leukämischen Stammzellen induzieren. Bei den zytotoxischen T-Zellen kann es sich dabei sowohl um $CD4^{+}$- als auch um $CD8^{+}$-T-Zellen handeln, ja im Prinzip auch um bifunktionelle T-Zellen [91, 92]. Die selektive Wirkung auf leukämische Zellen wird durch die Expression von Minor-Antigenen des Empfängers auf den Leukämiezellen, nicht aber auf den normalen hämopoetischen Stammzellen des Spenders und durch die begrenzte Reichweite der produzierten Zytokine in vivo gewährleistet.

Vergleich KMT/SLT

Wir haben die höhere antileukämische Effektivität der Spenderlymphozytentherapie gegenüber der KMT bei CML-Patienten mit der höheren Frequenz empfängerreaktiver THZ-V nach Immuntherapie erklärt. Hier stellt sich natürlich die Frage, warum die Frequenzen nach Immuntherapie höher sind und im gleichen Kontext auch die allgemeinere Frage, warum nach Spenderlymphozytentransfusion die Helferzell-Aktivierung so viel effektiver ist als in anderen Modellen der adoptiven Immuntherapie. Die Unterschiede zwischen Immuntherapie und KMT lassen sich relativ zwanglos durch zwei Faktoren erklären: Einmal werden durch die Leukapheresen sehr viel mehr potentiell reaktive, reife T-Zellen übertragen als durch ein Knochenmarktransplantat. Der zweite wichtige Faktor dürfte die Tatsache sein, daß Patienten nach Immuntherapie im Gegensatz zu Patienten nach KMT keine GvHD-Prophylaxe mit Cyclosporin erhalten. Der Haupteffekt von Cyclosporin ist die Hemmung der Zytokinsynthese, insbesondere der IL-2-Synthese- in T-Helferzellen [93]. Diese Tatsache erklärt überzeugend die negativen Effekte von Cyclosporin auf den GvL-Effekt, da dadurch sowohl die In-vivo-Expansion als auch die Effektorfunktionen der empfängerreaktiven THZ-V behindert werden. Dieser ausgeprägte Effekt von Cyclosporin läßt sich auch durch zwei klinische Beobachtungen belegen. Van Rhee et al. [94] berichteten kürzlich über Erfahrungen mit der Spenderlymphozytentransfusion bei HLA-identischen Fremdspendern. Aus Angst vor einer hyperakuten GvHD erhielten diese Patienten eine GvHD-Prophylaxe mit Cyclosporin. Bei keinem dieser Patienten ließ sich unter Cyclosporin ein GvL-Effekt beobachten, während nach Absetzen der Substanz 4 der 5 Patienten eine molekulargenetische Remission erreichten [94]. Eine ähnliche Beobachtung haben wir bei unserem Patienten Nr. 261 gemacht. Dieser Patient erreichte nach Immuntherapie erstmals eine molekulargenetische Remission, allerdings auf Kosten einer schweren chronischen GvHD. Unter Behandlung mit Cyclosporin kam es zur Entwicklung eines Rezidivs, nach Absetzen der Substanz kam es zur Exazerbation der GvHD und einer erneuten molekulargenetischen Remission. Etwas allgemeiner formuliert könnte man sagen, daß der geringe Tumorload und die Behandlung mit Cyclosporin nach KMT eher eine Toleranzentwicklung gegenüber der CML fördert, während es nach Spenderlymphozytentransfusion eher zu einer heftigen Helferzell-Aktivierung und damit zur Durchbrechung dieser Toleranz kommt.

Rolle von Cyclosporin

Hypothese zur THZ-V-Aktivierung nach SLT

Was die Frage der außerordentlich effektiven Helferzell-Aktivierung nach Spenderlymphozytentransfusion im Vergleich zur Situation in anderen Modellen der adoptiven Immuntherapie angeht, so spielen nach unserer Einschätzung drei Faktoren eine wichtige Rolle:

1. In der Regel werden multiple T-Zell-Klone mit Spezifität für multiple Minor-Antigene aktiviert – im Gegensatz zu vielen anderen Modellen, bei denen im Interesse der Selektivität monospezifische Klone zum Einsatz kommen.
2. In unserem Modell kommen die T-Zellen mit ihren Zielzellen in direkten Kontakt, ohne von der stark zufallsabhängigen Anreicherung im Tumor, wie sie bei soliden Tumoren die Regel ist, abhängig zu sein.
3. Hämopoetische Zellen exprimieren zum Teil konstitutiv, zum Teil nach Aktivierung die für die Helferzell-Aktivierung essentiellen Kostimulatormoleküle CD80 und CD86 [95].

Das Zusammenwirken dieser Faktoren erklärt überzeugend die effektive Helferzell-Aktivierung nach Spenderlymphozytentransfusion, und die gleiche Konstellation liegt auch bei dem einzigen vergleichbar effektiven Beispiel einer adoptiven Immuntherapie, der Behandlung von EBV-Lymphomen nach KMT durch Spenderlymphozyten, vor [96, 97].

Abschließend soll noch einmal kurz auf die Frage eingegangen werden, ob eine Trennung von GvHD und GvL-Effekt in der klinischen Praxis möglich ist. Leukämiespezifische oder hämopoesespezifische T-Zell-Reaktivität dürften aufgrund immungenetischer Restriktionen und der Seltenheit gewebsspezifischer Minor-Antigene insgesamt eine untergeordnete Rolle spielen. Eher ist davon auszugehen, daß die meisten humanen Minor-Antigene in multiplen Geweben exprimiert werden und daher ein Selektivität auf der Ebene der Peptide nicht zu erwarten ist. Wenn auch hämopoetische und epitheliale Zellen in der Regel die gleichen Minor-Antigene aufweisen, so unterscheiden sie sich doch normalerweise in der Expression von HLA-Klasse-II-Molekülen an ihrer Oberfläche. Während hämopoetische Progenitorzellen und viele Neoplasien konstitutiv Klasse-II-Moleküle exprimieren, lassen sie sich auf Epithelien üblicherweise erst nach Stimulation mit Zytokinen wie z. B. γ-IFN nachweisen. Dieser Unterschied läßt sich eventuell zur selektiven Verstärkung des GvL-Effekts nutzen. Dazu müßte die CD4-positive Fraktion der Leukapheresen positiv oder negativ selektiert werden. Um die Expression von HLA-Klasse-II-Molekülen auf den Zielgeweben der GvHD möglichst klein zu halten, sollte außerdem die Exposition dieser Gewebe gegenüber Zytokinen möglichst gering gehalten werden. Zu diesem Zweck sollte auf die bisher übliche Vorbehandlung der Patienten mit α-IFN verzichtet werden, außerdem sollte durch den Einsatz der Immuntherapie bereits im progredienten molekulargenetischen oder zytogenetischen Rezidiv die Freisetzung von Zytokinen aus Tumorzellen limitiert werden. Die letztere Maßnahme könnte zusätzlich zu einer Erhöhung der Ansprechrate und einer Verminderung der Aplasiegefahr führen [94]. Erste vorläufige Berichte belegen im übrigen die therapeutische Effektivität von CD4-selektierten Leukapheresen, ein Faktum, das die von uns beschriebene Prädominanz von empfängerreaktiven $CD4^+$-THZ-V indirekt bestätigt [98]. Ob auch das GvHD-Risiko durch diese Maßnahme gesenkt wurde, ist derzeit unklar.

Trennung GvHD/GvL

Literatur

1 Glucksberg H, Storb R, Fefer A, Buckner CD, Neiman P, Clift R, Lerner K, Thomas ED: Clinical manifestations of graft-versus-host disease in human recipients of marrow from HLA-matched sibling donors. Transplantation 1974; 18: 295–304.

2 Sullivan K: Graft-versus-host disease; in Forman S, Blume K, Thomas E (eds): Bone Marrow Transplantation. Oxford, Blackwell, 1993, pp 339–363.

3 Horowitz M, Gale R, Sondel P, Goldman J, Kersey J, Kolb H, Rimm A, Ringden O, Rozman C, Speck B, Truitt R, Zwaan F, Bortin M: Graft-versus-leukemia reaction after bone marrow transplantation. Blood 1990; 75: 555–562.

4 Goldman J. Gale R, Horowitz M, Biggs J, Champlin R, Gluckman E, Hoffman R, Jacobsen S, Marmont A, McGlave P, Messner H, Rimm A, Rozman C, Speck B, Tura S, Weiner R, Bortin M: Bone marrow transplantation for chronic myelogenous leukemia in chronic phase: Increased risk of relapse associated with T cell-depletion. Ann Intern Med 1988; 108: 806–814.

5 Truitt R, Atasoylu A: Contribution of $CD4^+$ and $CD8^+$ T cells to graft-versus-host and graft-versus-leukemia reactivity after transplantation of MHC-compatible bone marrow. Bone Marrow Transplant 1991; 8: 51–58.

6 Hamilton B, Bevan M, Parkman R: Anti-recipient cytotoxic T lymphocyte precursors are present in the spleens of mice with acute graft-versus-host disease due to minor histocompatibility antigens. J Immunol 1981; 126: 621.

7 Jadus M, Peck A: Lethal murine graft-versus-host disease in the absence of detectable cytotoxic T lymphocytes. Transplantation 1983; 36: 281–289.

8 Slavin S, Ackerstein A, Naparstek E, Or R, Weiss L: The graft-versus-leukemia (GVL) phenomenon: Is GVL separable from GVHD? Bone Marrow Transplant 1990; 6: 155–161.

9 Allen R, Staley T, Sidman C: Differential cytokine expression in acute and chronic murine graft-versus-host disease. Eur J Immunol 1993; 23: 333–337.

10 Jadus M, Wespic H: The role of cytokines in graft-versus-host reactions and disease. Bone Marrow Transplant 1992; 10: 101–114.

11 Mosmann T, Coffman R. Th1 and Th2 cells: Different patterns of lymphokine secretion lead to different functional properties. Annu Rev Immunol 1989; 7: 145–173.

12 Romagnani S: Lymphokine production by human T cells in disease states. Annu Rev Immunol 1994; 12: 227–257.

13 Trinchieri G: Interleukin 12: A cytokine produced by antigen-presenting cells with immunoregulatory functions in the generation of T helper cells type 1 and cytotoxic lymphocytes. Blood 1994; 84: 4008–4027.

14 Seder R, Paul W, Davis M, Fazekas de Groth B: The presence of interleukin 4 during in vitro priming determines the cytokine-producing of $CD4^+$ T cells from T cell receptor transgenic mice. J Exp Med 1992; 176: 1091–1098.

15 De Wit D, Van Mechelen M, Zanin C, Doutrelepont J, Velu T, Gerard C, Abramowicz D, Scheerlink J, De Baetselier P, Urbain J, Leo O, Goldman M, Moser M: Preferential activation of Th2 cells in chronic graft-versus-host-disease. J Immunol 1993; 150: 361–366.

16 Garisi C, Pennline K, Smith S, Siegel M, Umland S: Cytokine expression in mice undergoing chronic graft-versus-host disease. Mol Immunol 1993; 30: 669–677.

17 Via C: Kinetics of T cell activation in acute and chronic forms of murine graft-versus-host disease. J Immunol 1991; 146: 2603–2609.

18 Tsoi M, Storb R, Dobbs S, Medill L, Thomas E. Cell-mediated immunity to non-HLA antigens of the host by donor lymphocytes in patients with chronic graft-versus-host disease. J Immunol 1980; 125: 2258–2262.

19 Van Els C, Bakker A, Zwinderman A, Zwaan F, Van Rood J, Goulmy E: Effector mechanisms in graft-versus-host disease in response to minor histocompatibility antigens. II. Evidence of a possible involvement of proliferative T cells. Transplantation 1990; 50: 67–71.

20 Hoffmann T, Theobald M, Bunjes D, Weiss M, Heimpel H, Heit W: Frequency of bone marrow T cells responding to HLA-identical non-leukemic and leukemic stimulator cells. Bone Marrow Transplant 1993; 12: 1–8.

21 Theobald M, Bunjes, D: Pretransplant detection of human minor histocompatibility antigen-specific naive and memory interleukin-2-secreting T cells within class I major histocompatibility complex (MHC)-restricted $CD8^+$ and class II MHC-restricted $CD4^+$ T cells subsets. Blood 1993; 82: 298–306.

22 Theobald M, Hoffmann T, Heit W: Assessment of human allospecific IL-2-secreting helper T lymphocytes in limiting dilution cultures using restimulation and split-well analysis. J Immunol Methods 1989; 121: 19–32.

23 Theobald M, Hoffmann T, Bunjes D, Heit W: Frequency, specificity and phenotype of clonally growing human alloreactive interleukin-2-secreting helper T lymphocyte precursors. Transplantation 1990; 50: 850–856.

24 Tada H, Shiho O, Kuroshima K, Koyama M, Tsukamoto K: An improved colorimetric assay for interleukin 2. J Immunol Methods 1986; 93: 157–165.

25 Taswell C: Limiting dilution assays for the determination of immunocompetent cell frequencies. J Immunol 1981; 126: 1614–1619.
26 Chromzynski P, Sacchi N: Single-step method of RNA isolation by acid guanidium thiocyanate-phenol-chloroform extraction. Analyt Biochem 1987; 162: 156–159.
27 Theobald M, Nierle T, Bunjes D, Arnold R, Heimpel H Host-specific interleukin-2-screting donor T cell precursors as predictors of acute graft-versus-host disease in bone marrow transplantation between HLA-identical siblings. N En J Med 1992; 327: 1613–1617.
28 Nierle T, Bunjes D, Arnold R, Heimpel H, Theobald M: Quantitative assessment of posttransplant host-specific interleukin-2-secreting T-helper cell precursors in patients with and without acute graft-versus-host disease allogeneic HLA-identical sibling bone marrow transplantation. Blood 1993; 81: 841–848.
29 Bunjes D, Theobald M, Nierle T, Arnold R, Heimpel H: The presence of hostspecific interleukin-2-secreting T helper cell precursors correlates closely with active primary and secondary chronic graft-versus-host-disease. Bone Marrow Transplant 1995; 15: 727–732.
30 Gratwohl A, Hermans J, Apperley J, Arcese W, Bacicalupo A, Bandini G, Di Bartolomeo, P, Boogaerts M, Bosi A, Carreras E, Devergie A, Ferrant A, Fibbe WE, Frassoni F, Gahrton G, Goldman J, Iriondo A, Jacobsen N, Kolb HJ, Link H, Michallet M, Prentic HG, Reiffers J, Van Rhee F, Ruutu T, Schwaighofer H, Vernant JP, De Witte T, Niederwieser D: Acute graft-versus-host disease: Grade and outcome in patients with chronic myelogenous leukemia. Blood 1995; 86: 813–818.
31 Kolb H, Mittermüller J, Clemm C, Holler E, Ledderose G, Brehm G, Heim M, Wilmanns W: Donor leukocyte transfusions for treatment of recurrent chronic myelogenous leukemia in marrow transplant patients. Blood 1990; 76: 2462–2465.
32 Bär B, Schattenberg A, Mensink E, Geurts Van Kessel A, Smetsers T, Knops G, Linders E, De Witte T: Donour leukocyte infusions for chronic myeloid leukemia after allogeneic bone marrow transplantation. J Clin Oncol 1993; 11: 513–519.
33 Cullis J, Jiang Y, Schwarer A, Hughes, T, Barrett A, Goldman J: Donor leukocyte infusions for chronic myeloid leukemia in relapse after allogeneic bone marrow transplantation. Blood 1992; 79: 1379–1381.
34 Drobyski W, Keever C, Roth M, Koethe S, Hanson G, McFadden P, Gottschall J, Ash R, Van Tuinen P, Horowitz M, Flomenberg N: Salvage immunotherapy using donor leukocyte infusions as treatment for relapsed chronic myelogenous leukemia after allogeneic bone marrow transplantation: Efficacy and toxicity of a defined T cell dose. Blood 1993; 82: 2310–2318.
35 Helg CR, Beris P, Roux E, Beris P, Cabrol C, Wacker P, Darbellay R, Wyss M, Jeannet M, Chapuis B, Roosnek E: Adoptive Immunotherapy for recurrent CML after BMT. Bone Marrow Transplant 1993; 12: 125–129.
36 Hertenstein B, Wiesneth M, Novotny J. Bunjes D, Stefanie M, Heinze B, Hübner G, Heimpel H, Arnold R: Interferon alpha and donor buffydf coat transfusions for treatment of relapsed chronic myeloid leukemia after allogenic bone marrow transplantation. Transplantation 1993; 56: 1114–1118.
37 Porter D, Roth M, McGarigle C, Ferrara J, Antin J: Induction of graft-versus-host disease as immunotherapy for relapsed chronic myeloid leukemia. N Engl J Med 1994; 330: 100–106.
38 Bunjes D, Theobald M, Hertenstein B, Wiesneth M, Novotny J, Arnold R, Heimpel H: Successful therapy with donor buffy coat transfusion in patients with relapsed chronic myeloid leukemia after bone marrow transplantation is associated with high frequencies of hostreactive interleukin-2-secreting T helper cells. Bone Marrow Transplant 1995; 15: 713–719.
39 Bagot M, Mary J, Heslan M, Kuentz, Cordonnier C, Vernant J, Dubertret L, Levy J: The mixed epidermal cell lymphocyte reaction is the most predictive factor of acute graft-versus-host disease in bone marrow graft recipients. Br J Haematol 1988; 70: 403–409.
40 Vogelsang G, Hess A, Berkman A, Tutschka P, Farmer E, Converse P, Santos G: An in vitro predictive test for graft-versus-host disease in patients with genotype HLA-identical bone marrow transplants. N Engl J Med 1985; 313: 645–650.
41 Sviland L, Dickinson A, Carey P, Pearson A. Proctor S: An in vitro predictive test for clinical graft-versus-host disease in allogeneic bone marrow recipients. Bone Marrow Transplant 1990; 5: 105–109.
42 Dickinson A, Sviland L, Hamilton P, Usher P, Taylor P, Jackson G, Dunn J, Proctor S: Cytokine involvement in predicting clinical graft-versus-host disease in allogeneic bone marrow transplant recipients. Bone Marrow Transplant 1994; 13: 65–70.
43 Bishara A, Brautbar C, Nagler A, Slavin S, Leshem B, Cohen I, Kedar E: Prediction by a modified mixed leukocyte reaction assay of graft-versus-host disease and graft rejection after allogeneic bone marrow transplantation. Transplantation 1994; 57: 1474–1479.
44 Schwarer A, Jiang Y, Brookes P, Barrett A, Batchelor J, Goldman J, Lechler R: Frequency of anti-recipient alloreactive helper T-cell precursors in donor blood and graft-versus-host disease after HLA-identical sibling bone marrow transplantation. Lancet 1993; 341: 203–205.
45 Troutt A, Kelso A: Enumeration of lymphokine mRNA-containing cells in vivo in a murine graft-versus-host reaction using the PCR. Proc Natl Acad Sci USA 1992; 89: 5276–5280.

46 Baker KS, Allen RD, Roths JB, Sidman CL: Kinetic and organ-specific pattern of cytokine expression in acute graft-versus-host disease. Bone Marrow Transplant 1995; 15: 595–603.
47 Karsten-Sportes C, Masset M, Varrin F, Devergie A, Gluckman E: Phenotype and function of T lymphocytes infiltrating the skin during graft-versus-host disease following allogeneic bone marrow transplantation. Transplantation 1989; 47: 621–624.
48 Gaschet J, Mahe B, Milpied N, Devilder M, Dreno B, Bignon J, Davodeau F, Hallet M, Bonneville M, Vie H: Specificity of T cell invading the skin during acute graft-versus-host disease after semiallogeneic bone marrow transplantation. J Clin Invest 1993; 91: 12–20.
49 Reinsmoen N, Kersey J, Bach F: Detection of HLA-restricted anti-minor histocompatibility antigen reactive cells from skin GvHD lesions. Hum Immunol 1984; 11: 249–257.
50 Bierer B, Holländer G, Fruman D, Burakoff S: Cyclosporin A and FK 506: Molecular mechanisms of immunosuppression and probes for transplantation biology. Curr Opin Immunol 1993; 5: 763–773.
51 Parman R: Clonal analysis of murine graft-versus-host disease. J Immunol 1986; 136: 3543–3548.
52 Fukushi N, Arase H, Wang B, Ogasawara K, Gotohda T, Good R, Onoe K: Thymus: A Direct target tissue in graft-versus-host reactions after allogeneic bone marrow transplantation that results in abrogation of self-tolerance. Proc Natl Acad Sci USA 1990; 87: 6301–6305.
53 Holländer G, Widmer B, Burakoff S: Loss of normal thymic repertoire selection and persistence of autoreactive T cells in graft-versus-host disease. J Immunol 1994; 152: 1609–1617.
54 Rosenkrantz K, Keever C, Kirsch J, Horvath A, Bhimani K, O'Reilly R, Dupont B, Flomenberg N: In vitro correlates of graft-host tolerance after HLA-matched and mismatched marrow transplants: Suggestions from limiting dilution analysis. Transplant Proc 1987; 19: 98–103.
55 Van Els C, Bakker A, Zwinderman A, Zwaan F, Van Rood J, Goulmy E: Effector mechanisms in graft-versus-host disease in response to minor histocompatibility antigens. I. Absence of correlation with cytotoxic effector cells. Transplantation 1990; 50: 62–66.
56 De Bueger M, Bakker A, Bontkes H, Van Rood J, Goulmy E: High frequencies of cytotoxic T cell precursors against minor histocompatibility antigens after HLA-identical BMT: Absence of correlation with GvHD. Bone Marrow Transplant 1993; 11: 363–368.
57 Goulmy E, Gratama J, Blokland E, Zwaan F, Van Rood J: A minor transplantation antigen detected by MHC-restricted cytotoxic T lymphocytes during graft-versus-host disease. Nature 1983; 302: 159–161.
58 Tsoi M, Storb R, Santos E, Thomas E: Antihost cytotoxic cells in patients with acute graft-versus-host disease after HLA-identical marrow grafting. Transplant Proc 1983; 1484–1486.
59 Irschik E, Hladik, F, Niederwieser D, Nussbauer W, Holler E, Kaminsky E, Huber C: Studies on the mechanism of tolerance or graft-versus-host disease in allogeneic bone marrow recipients at the level of cytotoxic T-cell precursors frequencies. Blood 1992; 79: 1622–1628.
60 Holler E, Kolb H, Moeller A, Kempeni J, Liesenfeld S, Pechumer H, Lehmacher W, Ruckdeschel G, Gleixner B, Riedner C, Ledderose G, Brehm G, Mittermüller J, Wilmanns W: Increased serum levels of tumor necrosis alpha precede major complications of bone marrow transplantation. Blood 1990; 75: 1011–1016.
61 Symington F, Sullivan-Pepe M, Chen A, Deliganis A: Serum tumor necrosis alpha associated with acute graft-versus-host disease in humans. Transplantation 1990; 50: 518–521.
62 Hertenstein B, Stefanic M, Sandherr M, Bunjes D, Mertens T, Arnold R: Treatment of steroid-resistant acute graft-versus-host disease after allogeneic bone marrow transplantation with anti-interleukin-2 receptor antibody. Transplant Proc 1994; 26: 3114–3116.
63 Herve P, Wijdenes J, Bergerat J, Bordigoni P, Milpied N, Cahn J, Clement C, Beliard R, Morel-Fourrier B, Racadot E, Troussard X, Benz-Lemoine E, Gaud C, Legros M, Attal M, Kloft M, Peters A: Treatment of corticosteroid resistant acute graft-versus-host disease by in vivo administration of anti-interleukin-2 receptor monoclonal antibody (B-B10). Blood 1990; 75: 1017–1023.
64 Anderson K, Weinstein H: Transfusion-associated graft-versus-host disease. N Engl J Med 1990; 323: 315–321.
65 Van der Harst D, Goulmy E, Falkenburg J, Kooij-Winkelaar Y, Van Luxemburg-Heijs S, Goselink H, Brand A: Recognition of minor histocompatibility antigens on lymphocytic and myeloid leukemic cells by cytotoxic T cell clones. Blood 1994; 83: 1060–1066.
66 Falkenburg J, Goselink H, Van der Harst D, Van Luxemburg-Heijs S, Kooy-Winkelaar Y, Faber L, De Kron J, Brand A, Fibbe W, Willemze R, Goulmy E: Growth inhibition of clonogeneic leukemic precursors cells by minor histocompatibility antigen-specific cytotoxic T lymphocytes. J Exp Med 1991; 174: 27–33.
67 De Bueger M, Bakker A, Van Rood J, Van der Woude F, Goulmy E: Tissue distribution of human minor histocompatibility antigens. Ubiquitous versus restricted tissue distribution indicates heterogeneity among human cytotoxic T lymphocyte-defined non MHC antigens. J Immunol 1992; 149: 1788–1794.
68 Van Els C, D'Amoro J, Pool J, Blokland E, Bakker A, Van Elsen P, Van Rood J, Goulmy E: Immunogenetics of human minor histocompatibility antigens: Their polymorphism and immunodominance. Immunogenetics 1992; 35: 161–165.

69 Cheever M, Chen W, Disis M, Takahashi M, Peace D.: T-cell immunity to oncogenic proteins including mutated ras and chimeric bcr-abl. Ann NY Acad Sci 1993; 690: 101–112.
70 Chen W, Peace D, Rovira D, You S, Cheever M: T-cell immunity to the joining region of p210BCR-ABL protein. Proc Natl Acad Sci USA 1992; 89: 1468–1471.
71 Silva P, Max H, Kalbacher H, Pawelec G: T cell recognition of human tumor-specific peptide antigen in vitro. Immunobiology 1994; 191: 218.
72 Ten Bosch G, Toornvliet A, Melief C, Leeksma O: Specific recognition of peptides corresponding to the joining region of p210BCR-ABL protein by human T cells. Blood 1993; 82: 521a.
73 Teb Bosch G, Joosten A, Melief C, Leeksma O: Cross reactivity of BCR-ABL peptide specific T cells with EBV-transformed B cells. Blood 1994; 84: 432a.
74 Oettel K. Wesly O, Albertini M, Hank J, Iliopolis O, Sosman J, Voelkerding K, Wu S, Clark S, Sondel P: Allogeneic T cell clones able to selectively destroy Philadelphia cromosome-bearing ($Ph1^+$) human leukemia cell lines can also recognize Ph-cells from the same patient. Blood 1994; 83: 3390–3402.
75 Bocchia M, Wentworth PA, Southwood S, Sidney J, McGraw K, Scheinberg DA, Sette A: Specific binding of leukemia oncogene fusion protein peptides to HLA class I molecules. Blood 1995; 85: 2680–2684.
76 Barett A, Guimares A, Cullis J, Goldman J: Immunological characterization of the tumor-specific bcr/abl junction of Philadelphia chromosome positive chronic myeloid leukemia. Stem Cells 1993; 11: 104–108.
77 Jung S, Schluessener H: Human T lymphocytes recognize a peptide of single point mutated ras proteins: J Exp Med 1991; 173: 273–276.
78 Houbiers J, Nijman H, Van den Burg S, Drijfhout J, Kennemans P, Van de Velde C, Brand A, Momburg F, Kast W, Melief C: In vitro induction of human cytotoxic T lymphocyte responses against peptides of mutant and wild-type p 53. Eur J Immunol 1993; 23: 2072–2077.
79 Den Haan JMM, Sherman NE, Blokland E, Huczko E, Koning F, Drijfhout JW, Skipper J, Shabanowitz J, Hunt DF, Engelhard VE, Goulmy E: Identification of a graft-versus-host disease-associated human minor histocompatibility antigen. Science 1995; 268: 1476–1480.
80 Greenberg P: Adoptive T cell therapy of tumors: Mechanisms operative in the recognition and elimination of tumor cells. Adv Immunol 1991; 49: 281–355.
81 Topalian S: MHC class II restricted tumor antigens and the role of $CD4^+$ T cells in cancer immunotherapy. Curr Opin Immunol 1994; 6: 741–745.
82 Antin J: Graft-versus-leukemia: No longer an epiphenomenon. Blood 1993; 82: 2273–2277.
83 Mockephidis D, Lechner F, Pircher H, Zinkernagel R: Virus persistence in acutely infected immunocompetent mice by exhaustion of antiviral cytotoxic effector T cells. Nature 1993; 362: 758–761.
84 Ratner A, Clark W: Role of TNF alpha in $CD8^+$ cytotoxic T-lymphocyte-mediated lysis. J Immunol 1993; 150: 4303–4314.
85 Hauch M, Gazzola M, Small T, Bordignon C, Barnett L, Cunningham I, Castro-Malespina H, O'Reilly R, Keever C: Anti-leukemia potential of interleukin-2 activated natural killer cells after bone marrow transplantation for chronic myelogenous leukemia. Blood 1990; 75: 2250–2262.
86 Carlo-Stella C, Cazzola M, Canser A, Bergamaschi G, Pedrazzoli P, Hoelzer D, Ascari E: Synergistic antiproliferative effects of recombinant interferon gamma with recombinant interferon alpha on chronic myelogenous leukemia hematopoietic progenitor cells (CFU-GEMM, CFU-Mk, BFU-E, CFU-GM). Blood 1988; 72: 1293–1299.
87 Duncombe A, Heslop H, Turner M, Meager A, Priest R, Exley T, Brenner M: Tumor necrosis factor mediates autocrine growth inhibition in a chronic leukemia. J Immunol 1989; 143: 3828–3834.
88 Estrov Z, Markowitz A, Kurzrock R, Wetzler M, Kantarjian H, Ferrajoli A, Gutterman J, Talpaz M: Suppression of chronic myelogenous leukemia colony growth by interleukin 4.
89 Maciejewski J, Selleri C, Anderson S, Young NS: Fas antigen expression on $CD34^+$ human marrow cells is induced by interferon γ and tumor necrosis factor α and potentiates cytokine-mediated hematopoietic suppression in vitro. Blood 1995; 85: 3183–3190.
90 Nagafuji K, Shibuya T, Harada M, Mizuno S, Takenaka K, Miyamoto T, Okamura T, Gondo H, Niho Y: Functional expression of Fas antigen (CD95) on hematopoietic progenitor cells. Blood 1995; 86: 883–889.
91 Rouvier E, Luciani M, Golstein P: Fas involvement in CA^{++}-independent T cell mediated cytotoxity. J Exp Med 1993; 177: 195–200.
92 Ju S, Cui H, Panka D. Ettinger R, Marshak-Rothstein A: Participation of target Fas protein in apoptosis pathway induced by $CD4^+$ and $CD8^+$ cytotoxic T cell. Proc Natl Acad Sci USA 1994; 91: 4185–4189.
93 Bunjes D, Hardt C, Röllinghoff M, Wagner H: Cyclosporin mediates immunosuppression of primary cytotoxic T cell response by impairing the release of interleukin 1 and interleukin 2. Eur J Immunol 1981; 11: 657–661.

94 Van Rhee F, Lin F, Cullis J, Spencer A, Cross N, Chase A, Garicochea B, Bungey, J, Barrett A, Goldman J: Relapse of chronic myeloid leukemia after allogeneic bone marrow transplantation: The case for giving donor leukocyte transfusion before the onset of hematologic relapse. Blood 1994;83:609–612.
95 Engel P, Gribben J, Freeman G, Zhou L, Nozawa Y, Abe M, Nadler L, Wakasa H, Tedder T: The B7-2 (B70) costimulatory molecule expressed by monocytes and activated B cells is the CD 86 differentiation antigen. Blood 1994;84:1402–1407.
96 Papadopoulos E, Ladanyi M, Emanuel D, McKinnon S, Boulad F, Carabasi M, Castro-Malespina H, Childs B, Gillio A, Smal T, Young J, Kernan N, O'Reilly R: Infusions of donor leukocytes to treat Epstein-Barr virus associated lymphoproliferative disorders after allogeneic bone marrow transplantation. N Engl J Med 1994;330:1185–1191.
97 Rooney C, Smith C, Ng C, Loftin S, Li C, Krance R, Brenner M: Use of gene-modified virus-specific T lymphocytes to control Epstein-Barr-virus-related lymphoproliferation. Lancet 1995;345:9–13.
98 Giralt S, Hester J, Huh Y, Hirsch-Ginsberg C, Rondon G, Guo J, Lee M, Gajewski J, Talpaz M, Kantarjian H, Fischer H, Deisseroth A, Champlin R: $CD8^+$ depleted donor lymphocyte infusion as treatment for relapsed chronic myelogenous leukemia (CML) after allogenic bone marrow transplantation (BMT): Graft-vs-Leukemia without graft-vs-host disease (GvHD). Blood 1994;84:538a.

Dr. Donald Bunjes, Abteilung Innere Medizin III, Universitätsklinik Ulm, Robert-Koch-Straße 8, D-89070 Ulm (Deutschland)

Bartsch HH, Mertelsmann R (Hrsg): Knochenmark- und periphere Stammzelltransplantation.
Basel, Karger, 1996, pp 66–71

Aerobes Training nach Knochenmark- und peripherer Stammzelltransplantation[1]

F. Dimeo[a], *C. Thimm*[a], *S. Fetscher*[b], *R. Mertelsmann*[b], *J. Keul*[a]

[a] Lehrstuhl und Abteilung Rehabilitative und Präventive Sportmedizin,
[b] Lehrstuhl und Abteilung für Onkologie und Hämatologie,
Medizinische Universitätsklinik Freiburg

Anwendung von KMT und SZT

Die Heilungsrate von soliden Tumoren und hämatologischen Neoplasien ist durch den Einsatz der Hochdosis-Chemotherapie (HDC) mit Transplantation hämatopoetischer Stammzellen (SZT) deutlich verbessert worden. Die autologe periphere SZT wird dabei vor allem in der Therapie bestimmter solider Tumoren (Mammakarzinom, Hodenkarzinom usw.) und Lymphome (Hochrisiko- und rezidivierte Hodgkin- und Non-Hodgkin-Lymphome) angewandt. Die allogene Knochenmark- (KMT) oder SZT kommt dagegen häufiger bei Leukämien (CML, AML, ALL) und primären Knochenmarkerkrankungen (Myelodysplasien, aplastische Anämie) zum Einsatz.

Krebs und Leistungseinbuße

Die mit der Krebserkrankung und ihrer Behandlung einhergehende Abgeschlagenheit und Leistungseinbuße stellt eine große, vielfach unterschätzte Belastung für die Patienten dar. Sowohl die Krankheit selbst als auch die mit ihrer Behandlung verbundenen chemotherapeutischen und chirurgischen Interventionen bewirken dabei durch verschiedene, teils noch ungeklärte Mechanismen [1, 2] eine Minderung der Leistungsfähigkeit [3–6]. Der Anteil der Patienten, die nach konventioneller Chemotherapie und Bestrahlung unter Müdigkeit und Abgeschlagenheit leiden, wird auf 70% geschätzt [6]. Auch die Hochdosis-Chemotherapie geht mit einer verstärkten Leistungseinbuße und deutlichen Einschränkung der Leistungsfähigkeit einher.

Traditionelle Einstellung

Als mögliche Folgen der Krebsbehandlung werden unter anderem eine verschlechterte Lungenfunktion, chronische Kardiomyopathien und neurologische Störungen beschrieben, die ihrerseits zu weiteren Beeinträchtigungen der Leistungsfähigkeit führen können [7]. Die bisher während des stationären Aufenthaltes üblichen krankengymnastischen Maßnahmen dienen vor allem der Erhaltung der Beweglichkeit. Durch diese meist passiven Behandlungen sowie durch Massage und Lymphdrainage wird jedoch in der Regel keine Verbesserung der Leistungsfähigkeit erreicht. Der hiermit einhergehende Bewegungsmangel kann zu einer weiteren Leistungseinbuße von bis zu 30% führen [8].

[1] Mit Unterstützung der Daimler-Benz AG Stuttgart.

Probleme im Alltag

Diese Erniedrigung des Leistungsvermögens wird nach der Entlassung von vielen Patienten als sehr nachteilig empfunden. Schon alltägliche Tätigkeiten wie Spazierengehen oder Treppensteigen stellen für viele in dieser Phase eine zur Erschöpfung führende Anstrengung dar. Aus diesem Grund werden Arbeits- und Freizeitaktivitäten vielfach so stark eingeschränkt, daß eine Wiederaufnahme des normalen Alltagslebens nach der Entlassung aus der Klinik verzögert und erschwert wird. Es entsteht ein Circulus vitiosus: verminderte körperliche Aktivität aufgrund der niedrigen Belastbarkeit und raschen Erschöpfbarkeit und Abnahme der Leistungsfähigkeit durch Bewegungsmangel [2, 9].

Leistungseinbuße und Lebensqualität

Mancher Patient gewöhnt sich allmählich an seine verminderte Leistungsfähigkeit und erlebt diesen Zustand als normal [10]. Die Unfähigkeit, Anforderungen des alltäglichen Lebens nachzukommen, wird dann als zusätzliche Bürde empfunden. Diese Einschränkungen erklären ihrerseits die mit abnehmender Leistungsfähigkeit sich vielfach einstellende verminderte Lebensqualität und vermehrte Unzufriedenheit [11, 12]. Eine Leistungseinbuße bleibt dabei bei vielen Tumorpatienten noch eine lange Zeit nach Abschluß der Behandlung bestehen. Sie wurde sowohl bei KMT-Patienten [13] als auch bei Langzeitüberlebenden mit Hodgkin-Lymphom sowie Mamma- und Lungenkarzinom beobachtet [14–16].

Arndt-Schultz-Gesetz

Die hier beschriebene Form der Leistungseinbuße kann zum Teil durch das Arndt-Schultz-Gesetz erklärt werden: Richtig dosierte Belastungen führen zu funktionellen und strukturellen Anpassungen, Unterforderungen dagegen zu einem Struktur- und Funktionsverlust und Überforderungen zur Abnutzung bzw. zu Schäden. Um einen Leistungszuwachs zu erzielen, muß der Belastungsreiz eine bestimmte Schwelle überschreiten. In den meisten Fällen bleibt die Intensität der rehabilitativen Verfahren in der Tumornachsorge deutlich unterhalb dieser Schwelle. Sie sind entweder passiv (z. B. Balneotherapie, Lymphdrainage, Massage) oder bestehen aus einer länger andauernden, aber niedrigen Belastung (z. B. Spaziergänge über mehrere Stunden). Dementsprechend ist die erzielte Verbesserung der Leistungsfähigkeit sehr gering.

Alltagsaktivitäten

Auch die spontane Alltagsaktivität erreicht vielfach die notwendige Intensität nicht: Die von den Patienten freiwillig gewählte Gehgeschwindigkeit entspricht in der Regel nur einer Intensität von 30–50% der maximalen Leistungsfähigkeit [17].

Geeignete Intensität

Ein zu leichtes Training ist wenig wirksam, und ein zu anstrengendes ist unangenehm und wirkt demotivierend. Deswegen sind eine angemessene Betreuung und Führung notwendig, um die gewünschte Anpassung zu erzielen, da die eigene Einschätzung der Belastbarkeit durch Patienten in der Regel ungenügend ist [18].

Angst vor Anstrengungen

Die Integration des Patienten in das Alltags- und Berufsleben kann durch eine früh beginnende körperliche Rehabilitation vereinfacht werden [19]. Die Unsicherheit von Patienten und Ärzten und ihre Angst vor Überanstrengungen stellen jedoch nach wie vor ein schwer zu überwindendes Hindernis für eine frühzeitige und erfolgreiche Rehabilitation dar. Für den Tumorpatienten in der Nachsorge wird vielerorts immer noch Schonung und Ruhe verordnet; die Patienten werden darauf hingewiesen, daß eine Verbesserung der Leistungsfähigkeit erst nach mehreren Monaten erreicht wird [20]. Jedoch weisen zahlreiche Beobachtungen von Patienten und Ärzten auf die Wirksamkeit des Ausdauersports gegen krankheitsbedingte Leistungseinbuße hin.

Krebs und Sportgruppen in Deutschland

Die bisherige, etwa 10jährige Erfahrung mit Bewegungstherapie in der Krebsnachsorge begrenzt sich in Deutschland auf Patienten mit soliden Tumoren (Mamma, Kehlkopf, Darm) nach Resektion und abgeschlossener Chemotherapie [21]. Bei diesen Trainingsgruppen stehen die sozialen und integrativen Aspekte des Sports im Vordergrund. Sie haben die Verbesserung einzelner eingeschränkter Funktionen (z. B. Bewegung des Armes nach radikaler Mastektomie, Atemgymnastik bei Patienten nach Pneumektomie) als Ziel.

KMT/SZT und Leistungseinbuße

Für Patienten nach myeloablativer Chemotherapie und anschließender KMT oder peripherer SZT ist jedoch wegen der ausgeprägteren Leistungseinbuße eine raschere Zunahme der Leistungsfähigkeit notwendig und für die Verbesserung der Lebensqualität von großer Bedeutung.

Das Freiburger Programm

Seit 1992 findet in der Universitätsklinik Freiburg eine Rehabilitation mit aerobem Training für Tumorpatienten nach SZT und KMT statt, durch das – trotz der in dieser Gruppe vorbestehenden Abgeschlagenheit – eine Verbesserung der Leistungsfähigkeit und damit der Lebensqualität in kurzer Zeit erzielt werden konnte. Das aerobe Training besteht aus täglichen, intervallartigen Belastungen auf einem Laufband. Die Belastbarkeit jedes Patienten wird durch eine Laufbandergometrie (Beginn bei 3 km/h mit 1,5% Steigung, Belastungssteigerung 1 km/h nach jeweils 3 min) mit Messung der Laktatkonzentration im Kapillarblut festgestellt. Das Training wird auf eine Gehgeschwindigkeit entsprechend einer Laktatkonzentration von 3 ± 0,5 mmol/l eingestellt.

Notwendigkeit der Dosierung

Diese individuelle, vom körperlichen Zustand abhängige Dosierung der Trainingsintensität ist für das aerobe Training unentbehrlich. Feste, nach Laufgeschwindigkeit und Puls ausgerichtete Trainingsempfehlungen können die Belastbarkeit der Patienten unter- bzw. übertreffen. Eine Erhöhung der Geschwindigkeit während des Trainings von nur 0,5 km/h wird von den Patienten als sehr anstrengend empfunden und kann zu einem Abbruch des Trainings führen. Zu Beginn des aeroben Trainings kann diese Fehleinschätzung die Motivation, das Selbstvertrauen und die Compliance der Patienten beeinträchtigen [6].

Beschreibung des Programms

Die Patienten trainieren 6 Wochen lang, 5mal pro Woche. Das Training wird durch eine ständige Erhöhung der Trainingszeit an die verbesserte Leistungsfähigkeit angeglichen: In der 1. Woche werden die Belastungen über 3 min, in der 2. über 5 min, in der 3. über 8 min, in der 4. über 10 min, in der 5. über 15 min und in der 6. über 30–35 min durchgeführt, wobei die Belastungsfrequenz von 5 auf 1 kontinuierlich reduziert wird. Die Pausen zwischen den Belastungen bleiben mit 3 min konstant und dienen der Regeneration. Die Belastungszeit schwankt zwischen 27 und 36 min pro Training.

Trainingskontrolle

Die Trainingsintensität wird über die Messung der Herzfrequenz kontrolliert. Mit der Verbesserung der Leistungsfähigkeit sinkt die Herzfrequenz bei gleicher Belastung allmählich ab; die Trainingsgeschwindigkeit wird dementsprechend gesteigert, um eine optimale Intensität zu gewährleisten.

Die Messung der Laktatkonzentration am Ende jeder Belastungsstufe am 5. Trainingstag ermöglicht eine genaue Intensitätskontrolle: Falls die Laktatkonzentration unterhalb von 2,5 bzw. oberhalb von 3,5 mmol/l liegt, wird die Trainingsgeschwindigkeit dementsprechend neu eingestellt.

Ergebnisse

Während der Pause gehen die meisten Patienten mit der halben Trainingsgeschwindigkeit weiter. Falls die Trainingsgeschwindigkeit – wie bei KMT-Patienten häufig der Fall – in der Belastungsphase niedriger als 4 km/h war, ist die Anstrengung, mehr als 30 min lang zu gehen, für die Patienten oft zu groß, so daß sie sich in der Pause setzen müssen. Die Verbesserung der Leistungsfähigkeit (maximale Geschwindigkeit und Sauerstoffaufnahme) ist bei Patienten, die an dem aeroben Training teilnehmen, nach 6 Wochen fast doppelt so groß wie bei nichttrainierenden Patienten [22].

Notwendigkeit der frühzeitigen Rehabilitation

Die bisher übliche Empfehlung von Ruhe und Schonung nach KMT oder SZT sollte daher nicht beibehalten werden. Auf eine mögliche komplette Remission bzw. Genesung des Patienten zu warten, um intensive rehabilitative Maßnahmen einzuleiten [23], ist ebenfalls unbegründet. Die obengenannten Befunde weisen vielmehr auf die Notwendigkeit einer frühzeitigen körperlichen Rehabilitation hin; eine vor der Entlassung begonnene Rehabilitation vereinfacht zudem die Integration in den Alltag [19].

Kontraindikationen

Eine stärkere körperliche Aktivität ist allerdings dann kontraindiziert, wenn der muskuläre Aufbau durch Fieber sowie eine defizitäre Ernährung aufgrund von Mukositis und andere Therapiekomplikationen erschwert ist. Wegen der Gefährdung durch Frakturen sollte das Training außerdem bei Knochenmetastasen sowie bei Gliederschmerzen unbekannter Ursache nur bedingt durchgeführt werden. Andere Parameter wie Tachykardie über 100/min, Anämie mit Hämoglobinwerten unter 10 g/dl, Thrombozytopenie unter 50 000/mm^3 und Leukopenie unter 3000/mm^3 können dagegen nur bedingt als Auschlußkriterien gelten [24]. Zu diesen traditionellen Ausschlußkriterien ist im einzelnen folgendes zu sagen:

Thrombopenie

1. Ein Ausdauertraining (z. B. schnelles Gehen auf dem Laufband, Radfahren auf einem Ergometer) kann so gestaltet werden, daß das Risiko von Blutungen, Infekten und Verletzungen nicht erhöht wird. Trotz geringeren Thrombozytenzahlen wurde bei keinem Patienten eine belastungsbedingte Blutung beobachtet. Ballspiele sowie gefährdende Sportarten [25] sollten bei Tumorpatienten erst bei Thrombozytenanzahlen über 50 000/mm^3 durchgeführt werden.

Leukopenie

2. Während der Bewegungstherapie ist das Risiko von Erkrankungen durch Infekte nicht erhöht. Als Kriterium einer stärkeren Immunsuppression wird eine Leukozytenzahl von unter 1500/mm^3 angegeben. Sobald die Tumorpatienten nach der Chemotherapie Leukozytenwerte über 1500/mm^3 erreichen, dürfen sie an dem aeroben Training teilnehmen.

Anämie

3. Eine ausgeprägte Anämie ist Ursache und nicht Folge der Abgeschlagenheit [26]. Die Verbesserung der maximalen Leistungsfähigkeit (VO_{2max}) in den 8 Wochen nach KMT/SZT ist vom Ausmaß der Anämie weitgehend unabhängig und kann damit auf eine Verbesserung des Energiestoffwechsels und der Kreislaufregulation zurückgeführt werden. Körperliche Aktivität verbessert die Sauerstoffversorgung und -ausnutzung durch Vergrößerung

des Kapillarnetzes, Anstieg des Myoglobins, Vermehrung der Mitochondrien und Zunahme zellulärer Enzyme, wodurch der anämiebedingten Abgeschlagenheit auch bei niedrigen Hb-Werten entgegengewirkt werden kann [22].

Kardiale Komplikationen

4. Aus Angst vor der Auslösung eines belastungsinduzierten Herzschadens wird Tumorpatienten nach KMT oder SZT von körperlicher Aktivität meistens abgeraten. Hohe Herzfrequenzen während körperlicher Belastung schaden aber einem gesunden Herzen nicht, wie Erfahrungen mit Leistungssportlern – die während maximaler Anstrengung Herzfrequenzen von 200/min erreichen – klar belegen [27]. Bei kardial vorgeschädigten Patienten können körperliche Belastungen dagegen eine weitere Beeinträchtigung hervorrufen. Da viele Hochdosis-Chemotherapieprotokolle kardiotoxische Zytostatika enthalten, sind Kontrollen der kardialen Funktion (Ruhe- und Belastungs-EKG, Echokardiogramm) vor, während und nach der Bewegungstherapie unentbehrlich.

Laufband vs. Fahrradergometer

5. Die meisten Erfahrungen im Bereich der Rehabilitation durch Ausdauersport beziehen sich auf das Training mit dem Fahrradergometer. Der präexistente ausgeprägte Muskelabbau vieler Krebskranker macht diese Form der Belastung für diese Patientengruppe ungeeignet. Das Training auf dem Laufband dagegen hat für den Tumorpatienten mehrere Vorteile: Eine größere Erfahrung mit der Bewegungsform Gehen, das Erreichen einer höheren O_2-Aufnahme, geringere Ermüdung, minimale Anforderung an die Geschicklichkeit und niedrigere Zunahme des Blutdruckes [28]. Nur bei übergewichtigen oder orthopädisch vorgeschädigten Patienten ist das Training auf dem Fahrradergometer dem Laufbandtraining vorzuziehen.

Gehen statt Laufen

Mit der zunehmenden Leistungsfähigkeit ist am Ende des 6wöchigen Trainings für einige Patienten eine Geschwindigkeit über 8 km/h notwendig, um die vorgegebene Laktatkonzentration von 3 ± 0,5 mmol/l zu erreichen. Bei Geschwindigkeiten oberhalb von 8 km/h ist Gehen aus koordinativen und motorischen Gründen kaum möglich; das Gehen wird hier in der Regel vom Laufen abgelöst. Bei schnellem Gehen ist die Beanspruchung der Muskeln und Sehnen jedoch niedriger als beim Laufen. Um orthopädische Überbelastungen zu vermeiden, kann man in diesem Fall statt der Laufgeschwindigkeit die Steigung (z. B. auf 5%) erhöhen.

Aus den oben genannten Gründen ist nach Chemotherapie und SZT bzw. KMT ein gezieltes, aerobes Training bei der Mehrzahl der Patienten angezeigt.

Literatur

1 Christensen T, Hjortso NC, Mortemsen E, Riis-Hansen M, Kehlet H: Fatigue and anxiety in surgical patients. Acta Psychiatr Scand 1986;73:76–79.

2 Irvine DM, Vincent L, Bubela N, Thompson L, Graydon J: A critical appraisal of the research literature investigating fatigue in the individual with cancer (review). Cancer Nurs 1991;14:188–199.

3 Blesch K, Paice JA, Wickham R, Harte N, Schnoor DK, Purl S, Rehwalt M, Klopp PL, Manson S, Coveny SB: Correlates of fatigue in people with breast or lung cancer. Oncol Nurse Forum 1991;18:81–87.

4 Irvine DM, Vincent L, Graydon J, Bubela N, Thompson L: The prevalence and correlates of fatigue in patients receiving treatment with chemotherapy and radiotherapy. A comparison with fatigue experienced by healthy individuals. Cancer Nurs 1994;17:367–368.
5 Sarna L: Functional status in women with cancer. Cancer Nurs 1994;17:87–93.
6 Smets EMA, Garssen B, Schuster-Uitterhöve ALJ, De Haes JC: Fatigue in cancer patients. Br J Cancer 1993;68:220–224.
7 Loescher LJ, Clark L, Atwood JR: The impact of the cancer experience on long-term survivors. Oncology Nurse Forum 1990;17:233.
8 Hinterbuchner C: Rehabilitation of physical dysability in cancer. NY State J Med 1978;78:1066–1069.
9 Young-McCaughan S, Sexton DL: A retrospective investigation of the relationship between aerobic exercise and quality of life in women with breast cancer. Oncol Nurse Forum 1991;18:751–757.
10 Breetvelt IS, van Dam FSAM: Underreporting by cancer patients: The case of response shift. Soc Sci Med 1991;32:981–987.
11 Baker F, Wingard JR, Curbow B, Zabora J, Jodrey D, Fogarty L, Legro M: Quality of life of bone marrow transplant longterm survivors. Bone Marrow Transplant 1994;13:589–596.
12 Graydon JE: Women with breast cancer: Their quality of life following a course of radiation therapy. J Adv Nurs 1994;19:617–622.
13 Decker WA, Turner-McGlade J, Fehir KM: Psychosocial aspects and the physiological effects of a cardiopulmonary exercise program in patients undergoing bone marrow transplantation for acute leukemia. Transplant Proc 1989;21:3068–3069.
14 Berglund G, Bolund C, Fornander T, Rutqvist LE, Sjoden PO: Late effects of adjuvant chemotherapy and postoperative radiotherapie on quality of life among breast cancer patients. Eur J Cancer 1991;27:1075–1081
15 Devlen J, Maguire P, Phillips P, Crowther D, Chambers H: Psychological problems associated with diagnosis and treatment of lymphomas. 1. Retrospective; 2. prospective. Br Med J 1987;295:953–957.
16 Fobair P, Hoppe RT, Bloom J, Cox R, Varghese A, Spiegel D: Psychosocial problems among survivors of Hodgkin's disease. J Clin Oncol 1986;4:805–814
17 Waters R, Yakura J: Energy expenditure of normal and abnormal ambulantion; in Smidt GL (ed): Gait and Rehabilitation. New York, Churchill Livingstone, 1990, pp 65–96.
18 Buskies W, Liesner K, Zieschang K: Zur Steuerung der Trainingsintensität beim Dauerlauftraining bei älteren Menschen; in Regulations- und Repairmechanismen – 33. Deutscher Sportärztekongreß Paderborn 1993. Köln, Deutscher Ärzte Verlag, 1994.
19 MacVicar MG, Winningham ML: Promoting the functional capacity of cancer patients. Cancer Bull 1986;38:235.
20 Syrjala KL, Chapko MK, Vitalliano PP, Cumings C, Sullivan KM: Recovery after allogeneic marrow transplantation: Prospective study of predictors of long-term physical and psychosocial functioning. Bone Marrow Transplant 1993;11:319–327.
21 Kölner Konsens, Ausbildungscurriculum «Sport in der Krebsnachsorge», März 1991.
22 Dimeo F, Tilmann M, Bertz H: Aerobic exercise in the rehabilitation of cancer patients following high-dose chemotherapy. (Submitted for publication.)
23 Andrykowski MA, Henslee PJ, Barnett RL: Longitudinal assessment of adult survivors of allogenic bone marrow transplantation. Bone Marrow Transplant 1989;4:505–509.
24 Winningham ML, McVicar Mg, Burke CA: Exercise for cancer patients: Guidelines and precautions. Physician Sportmed 1986;14:125–134.
25 Schule K, Hamaker F, Booz S: Sport und Bewegungstherapie im Rahmen einer onkologischen Nachsorgekur. Öff Gesundheitswes 1983;45:191–196.
26 Bruera E, Brenneis C, Michaud M, Rafter J, Magnan A, Tennant A, Hanson J, Macdonald RN: Association between asthenia and nutritional status, lean body mass, anemia, psychological status and tumor mass in patients with advanced breast cancer. J Pain Symptoms Manage 1989;4:59–63.
27 Reindell H, Bubenheimer R, Dickhut HH, Görnandt L: Funktionsdiagnostik des gesunden und kranken Herzens. Stuttgart, Thieme, 1988, pp 95–105.
28 WHO: Exercise test in relation to cardiovascular function. WHO Technical Report Service 1968, p 388.

Dr. med. Fernando Dimeo, Abteilung Rehabilitative und Präventive Sportmedizin,
Universitätsklinik Freiburg, Hugstetter Straße 55, D-79106 Freiburg (Deutschland)

Bartsch HH, Mertelsmann R (Hrsg): Knochenmark- und periphere Stammzelltransplantation.
Basel, Karger, 1996,pp 72–80

Die Pflege von KMT-Patienten im Akutbereich

M. Wolf-Kienzler

Abteilung Hämatologie, Onkologie, Medizinische Universitätsklinik Freiburg i. Br.

Rahmenbedingungen

Unsere Knochenmarktransplantations(KMT)einheit orientiert sich wie die ganze Medizinische Universitätsklinik an dem Bedürfnismodell von Nancy Roper.

Pflegemodell

Das Modell des Lebens stützt sich auf fünf Pfeiler:
- Lebensaktivitäten (LA)
- Lebensspanne
- Abhängigkeits/Unabhängigkeits-Kontinuum
- Faktoren, welche die LA beeinflussen
- Individualität im Leben.

Auf Station gibt es den Pflegekräften einen Rahmen zum täglichen Handeln und schafft die Grundlage zu einer patientenorientierten Pflege. Wie die meisten Pflegetheorien beinhaltet auch diese das Pflegeprozeßdenken.

Jeder Mensch hat eine Lebensspanne von der Empfängnis bis zum Tod. Die Lebensspanne ist in eine Reihe von Zeiträumen gegliedert (vorgeburtliche Zeit, Säuglingsalter, Kindheit, Jugend und Erwachsenenalter). Während dieser Spanne entsteht durch die Diagnose einer hämatologischen Erkrankung eine neue Situation (Abb. 1).

Abbildung 1

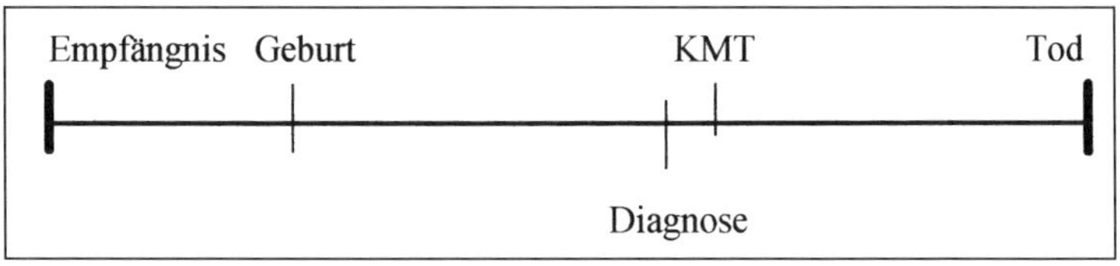

Die Lebensspanne.

Psychosoziale Probleme vor KMT

Entscheidung zur Transplantation

Nach der Diagnosestellung ist Zeit vergangen, die für die meisten Patienten von der Therapie sowie von vielen Erlebnissen und Erfahrungen bestimmt war. Kaum ein Patient, der von seinem Arzt eine KMT als

Behandlungsmöglichkeit genannt bekommt, schlägt diese aus. Auf der Entscheidung lastet oft ein gewissser Zeitdruck. Die Entscheidung soll zwar bewußt und nach intensiver Aufklärung gefällt werden, aber dies geschieht in dem Gefühl, ja doch keine echte Alternative zu haben. Die Warteperiode nach der Entscheidung ist eine Zeit innerer Anspannung. Es entsteht Angst vor der KMT, die meist mit den Abwehrmechanismen der Verleugnung und der Verschiebung angegangen wird. Die Einbestellung wird dann als Entlastung erlebt.

Supportive Pflege

Supportive Versorgung

In der Betreuung von KMT-Patienten macht die supportive Versorgung einen erheblichen Anteil an der Intensivpflege aus. Sie ist eine Herausforderung an die Betreuer. Supportive Pflege versteht sich als begleitende Betreuung in allen Phasen der Transplantation. Das Informationsgespräch über die Krankheit, die Schulung zur Selbstpflege und die psychische Begleitung sind essentielle Grundlagen der supportiven Versorgung. Um diese zu sichern, sind Standards von größter Bedeutung, auf pflegerischer sowie auch auf ärztlicher Seite. Regelmäßige Fortbildung sowie Teambesprechungen mit dem Ziel, die Patientenbetreuung zu verbessern und andererseits die Betreuer emotional zu entlasten, sind unabdingbar. Das Pflegepersonal ist ein gleichberechtigter Partner im therapeutischen Team.

Die erste Kontaktaufnahme mit dem Patienten

Kein Aufnahmegespräch im eigentlichen Sinn

Diese beginnt schon beim ersten Gesprächstermin in der KMT-Ambulanz. Die Pflegeperson, die daran teilnimmt, begleitet anschließend den Patienten (evtl. auch anwesende Angehörige) auf Station und zeigt ihm dort die Räumlichkeiten, so daß er einen ersten Eindruck gewinnt. Anschließend können eventuell auftretende Fragen besprochen werden.

Unser Ziel ist es, daß die gleiche Pflegeperson den Patienten einige Wochen später zum stationären Aufenthalt empfängt. Unsere Patienten kommen mit viel Vorabinformation auf Station, die sie aus einer eigens von uns erstellten Patientenbroschüre erhalten. Deswegen führen wir kein Aufnahmegespräch im üblichen Sinne, die Aufnahme umfaßt einen je nach Einzelfall unterschiedlich langen Zeitraum des Kennenlernens.

Pflegeanamnese

Je nach Fachbereich müssen Beobachtungskriterien in Pflegeanamnesebögen (Abb. 2) verändert oder ergänzt werden. Wichtig für das Arbeiten mit KMT-Patienten sind folgende Punkte:

- Sozialanamnese
- Psychologische Anamnese

Abbildung 2

Adressette:

Pflegeanamneseblatt

Erstaufnahme: ☐ Wiederaufnahme: ☐

Einweisungsdiagnose(n): ______

Konditionierung: ______ Ab: ______

Weitere Gesundheitsprobleme: ______

Letzter KH - Aufenthalt: ______

DX: ______

Therapie: ______

Nebenwirkungen: ______

Jetziger Katheter: ______

Datum:	Unterschrift:

Pflegegespräch:

Datum: ______

Unterschrift: ______

Nächste Angehörige: ______

☎ ______

Sozialanamnese:

- Staatsangehörigkeit: ______
- Sprache: ______
- Alleinstehend ☐ Verheiratet ☐ Kinder ☐
  Berufstätig ☐ Rentner ☐
- Besuchswünsche: ______
- Erfahrungen in Krankenhäusern bzw. mit Pflegepersonal: ______

Psychologische Anamnese:

- Jetzige Ängste bzw. Beunruhigungen: ______
- Äußerungen der Ängste: ______
- Reaktion auf schwierige Situationen: ______
- Eintscheidungen treffen: ______
- Kenntnis der jetzigen Diagnose: ______
- Einfluß der jetzigen Krankheit auf: Familie: ______
  Arbeit: ______
  Bekanntschaft: ______
  Anderes: ______
- Zukünftige Ziele: ______
- Erwünscht: Seelsorge ☐ Psychologe ☐ Sonstige ☐ ______

I. AZ bei der Aufnahme

1. Pulmonal:

AF ______

Husten: Ja ☐ Nein ☐ Nein ☐

Auswurf: Ja ☐

O_2- Sättigung ______

Sonstiges: ______

2. Ernährungszustand

Gewicht: ______ kg Größe ______ cm

Appetit: ______

Intoleranz: ______ Sodbrennen: ______

Schlucken: ______

Zustand Zähne/Mundschleimhaut: ______

Übelkeit: Ja ☐ Nein ☐

Beschleunigende Faktoren: ______

3. Haut und Schleimhäute

Normal ☐ Trocken ☐ Gerötet ☐

Wunden: ☐

Ikterus: Ja ☐ Nein ☐

Petechien: ☐ ______

Zyanose: ☐ ______

Hämatome: ☐ ______

Mundschleimhaut: ______

4. Übelkeit und Erbrechen

______

5. Ausscheidung

a. Darmausscheidung

Stuhlgang: ______

Konsistenz: ______

Darmgeräusche: ______

Abdominalschmerzen: ______

b. Miktion

Normal: Ja ☐ Nein ☐

Sonstiges: ______

6. Schmerz ______

7. Neurologischer Status

Bewußtseinslage: Normal ☐

Erregt ☐ Verwirrt ☐ Lethargisch ☐

Orientierung:

Zeit ☐ Person ☐ Ort ☐

Stimmung:

Normal ☐ Depressiv ☐ Verängstigt ☐

8. Aktivitäten, Ruhen/Schlafen

Energiezustand:

Normal ☐ ▲ ☐ ▼ ☐

Schlappheit:

Normal ☐ Leicht ☐ Mittel ☐ Stark ☐

Mobilität:

Normal ☐ Rollstuhl ☐ Begleitung (Stütze) ☐

Schlaf: ______

II. Verhalten bei der Aufnahme

Unauffällig ☐ Verwirrt ☐ Desorientiert ☐

Sonstiges: ______

III. Hilfsbedürftigkeit

S = Selbständig TH = Teilweise Hilfsbedürftig H = Hilfsbedürftig

	S	TH	T
Mobilität			
Körperpflege			
Nahrungsaufnahme			
Ausscheidung			

IV. Hilfsmittel

Kontaktlinsen ☐ Zahnprothesen oben ☐ ☐

Brille ☐ unten ☐ ☐ (teil / voll)

Glasauge ☐

Hörgerät links ☐ Gehhilfen ☐

rechts ☐ Sonstiges ______

Perücke ☐

Schrittmacher ☐

Prothesen ☐

V. Pflegeprobleme

1. ______
2. ______
3. ______
4. ______
5. ______
6. ______
7. ______

Pflegeanamneseblatt.

- Pflegegespräch
- Allgemeinzustand bei der Aufnahme:
  untergliedert in Kriterien, die für die Planung der Pflege, aber auch für die weitere Therapie wichtig sind:
  - die pulmonale Situation
  - der Ernährungszustand
  - Beschaffenheit der Haut und Schleimhäute
  - bisheriger Umgang mit Übelkeit und Erbrechen
  - die Ausscheidung
  - bisheriger Umgang mit Schmerz
  - neurologischer Status
  - Aktivitäten, Ruhen/Schlafen
- Verhalten bei der Aufnahme
- Hilfsbedürftigkeit
- Hilfsmittel
- Pflegeprobleme

Schulung zur Selbstpflege

Mitarbeit des Patienten

Eine intensive Mitarbeit des Patienten ist notwendig, um Komplikationen vorzubeugen oder diese frühzeitig zu erfassen. Das ist nur durch verständliche Information und Instruktion möglich. Von dieser Mitarbeit hängt nicht nur das Gelingen der Behandlung ab, sondern auch ob und inwieweit eine Rehabilitation möglich ist. Der Patient muß über Nebenwirkungen der Therapie informiert werden, um eigene Beobachtungen, wie z. B. Hautveränderungen oder Brennen beim Wasserlassen weitergeben zu können. Die tägliche Pflegevisite ermöglicht es, mit dem Patienten (evtl. auch mit den Angehörigen) selbstpflegerisches Handeln zu vertiefen und Pflegemaßnahmen zu evaluieren.

Das Pflegegespräch

Pflegerische Maßnahmen in der Agranulozytose

In der ersten Woche des stationären Aufenthaltes wird mit den Betroffenen ein Pflegegespräch (siehe unten) geführt; dabei werden pflegerische und allgemeine hygienische Maßnahmen in der Agranulozytose besprochen. Der Patient wird diese im Rahmen seiner Ressourcen selbständig durchführen und dokumentieren. Er behält seine Eigenständigkeit so lange wie möglich. Das Pflegepersonal überwacht, steht beratend zur Seite oder übernimmt, wenn notwendig die Pflegemaßnahmen. Fragen, die sich aus der Informationsschrift ergeben haben, können im Gespräch behandelt werden. Die betreuende Pflegeperson nimmt sich dafür die notwendige Zeit, ca. 30–45 min und bezieht auf Wunsch des Patienten auch Angehörige mit ein.

Das Pflegegespräch – Hygienemaßnahmen in der Agranulozytose

Allgemeine Verhaltensregeln bei Aufnahme des Patienten

Allgemeine Verhaltensregeln

- Nur wenige persönliche Gegenstände mit ins Zimmer nehmen!
- Zu Hause lassen:
  Alle Staubfänger und schlecht zu desinfizierende Gegenstände, z. B. Stofftiere (können auch in einer Plastiktüte untergebracht werden, wenn sich der Patient nicht trennen kann, *nicht ins Bett*), Handarbeiten, Handtücher.
- Im Zimmer:
  Jogginganzug bzw. Bademantel, solange Untersuchungen stattfinden, aber nicht damit ins Bett legen, eigener Schlafanzug/Nachthemd bis zum Beginn der Chemotherapie und ab Aufhebung der Isolation, Hausschuhe – möglichst abwaschbar und neu – dürfen innerhalb des Klinikgebäudes getragen werden.
- Persönliche Gegenstände:
  Nach Absprache, Unterwäsche und Socken (beides kochfest, 60 °C) für den gesamten Aufenthalt, Radio, Cassettenrecorder, Fotos, neue Bücher, Zeitschriften, Schreibutensilien.
- Schrank im Flur:
  Straßenkleidung, selten benutzte Gegenstände, wie z. B. Perücke, eigene Kosmetika ab Beginn der Chemotherapie.
- Bis zur Konditionierung erlaubt:
  Mitgebrachte Säfte, persönliche Toilettenartikel und Kosmetika, gebrauchte Bücher und Zeitschriften, Naßrasurset, Fön (außer wenn der Patient schon vor der Konditionierung leukopen bzw. thrombopen ist).
- Wertsachen:
  Nach Möglichkeit zu Hause lassen!
- Alles mit Alkohol abwischen!

Pflegerische und allgemeine hygienische Maßnahmen. Beginn: Tag der Konditionierung

Körperpflege

Tägliches Duschen

- Einmal täglich duschen.
- Duschen mit PVP-Jod-Seife (bei Jodunverträglichkeit Chlorhexidinlösung = Hibiscrub verwenden), mit dem Waschlappen gründlich einseifen, einschließlich der Kopfhaut.
- Nach jedem Duschen und gegebenenfalls nach jeder Bestrahlung mit Linola-Fettsalbe eincremen (Hilfestellung anbieten, Hautinspektion). Ziel: intakte Haut, Förderung der Durchblutung.
- Wasserstrahl kurz frei laufen lassen (zur Reduktion von Keimen, die sich in dem Wasser, das in der Leitung steht, befinden). Wasserstrahl nicht zu hart, Wasser nicht zu warm und nicht zu kalt (Thrombopenie).
- Wäschewechsel: Handtuch und Waschlappen nur einmal benutzen und gleich entsorgen, frisches Hemd.
- Bettwäsche:
  Isolierte Patienten:
  Montag, Mittwoch, Freitag: Stecklaken, Bettlaken, Bettbezug, großes Kissen, kleines Kissen, geschlossenes Hemd, Handtuch, Waschlappen, Geschirrtuch, Serviette.
  Dienstag, Donnerstag, Samstag, Sonntag: Stecklaken, geschlossenes Hemd, Handtuch, Waschlappen, Geschirrtuch, Serviette.

Nichtisolierte Patienten:

Täglich: Stecklaken, geschlossenes Hemd, Handtuch, Waschlappen, Geschirrtuch, Serviette.

- Waschen am Waschbecken: fließendes Wasser (ebenfalls kurz vorlaufen lassen).
- Waschen im Bett: Waschwasserwechsel, PVP-Jod-Seife so dosieren, daß das Waschwasser eine deutlich braune Farbe hat, Intimbereich mit PVP-Jod-Seifenwasser (PVP-Jodlösung bei Blasenkatheder oder Infektion), Analpflege mit PVP-Jodsalbe.
- Patient darf nicht barfuß auf dem Boden stehen, Gewichtskontrolle nur mit Hausschuhen (auch Ausgangsgewicht).
- Patient darf grundsätzlich nichts vom Boden aufheben.

Mundpflege

- Ampho-Moronal-Suspension 4- bis 6mal täglich:

  1–2 Pipetten gut im Mund verteilen, anschließend die Suspension schlucken.

  Bei Ekel und/oder Unverträglichkeit der Suspension Vorgehen in folgender Reihenfolge:

  1 Tropfen Pfefferminzöl zusetzen;
  Suspension nur zum Spülen verwenden;
  Suspension mit sterilem Wasser verdünnen;
  Ampho-Moronal-Lutschtabletten (maximal 20 min lutschen);
  Ampho-Moronal-Tabletten (Vorsicht! Keine lokale Wirkung!).

Intensive Mundpflege

- Zähne mit weicher, neuer Zahnbürste und sterilem Wasser putzen (*Cave: Blutungen, Infektionen*!) Bei Thrombopenie und Leukopenie nur noch Zähne selbst putzen, ggf. ganz auf das Zähneputzen verzichten.
- Spülen mit Salviathymol, 4- bis 6mal täglich (20 Tropfen auf ein halbes Glas steriles Wasser).
- Ausweichmöglichkeiten:

  Spülen mit Braunovidon Mundspüllösung.

  Spülen mit Tee: Salbei, Kamille:

  Kamillentee darf nur 3 min ziehen, da die sich anschließend lösende Gerbsäure den Mund zu sehr austrocknet.
  Salbeitee muß 10 min ziehen.
  Tee nach Möglichkeit in Apothekenqualität und keine Aufgußbeutel. Tee nicht in die Thermoskanne, da er nach 6 h verkeimt.
  Mindestens einmal pro Schicht neuen Tee kochen.

  Bei Ulzerationen: Bepinseln (sterile Watteträger) mit Herviros.

  Mineralwasser/Elektrolyt-Lösung zum Anfeuchten der Mundschleimhaut.

  Spülen mit Panthenol oder Presido zur Befeuchtung (keine Desinfektion).

Nasen- und Lippenpflege

- Bepanthen-Salbe (W/O-Gemisch) mindestens 3mal täglich.
- Nasensalbe mit dem kleinen Finger auftragen (keine Watteträger).
- Ziel: Schleimhautdefekte vermeiden.

Analpflege

- Mit PVP-Jod-Salbe und Kompressen nach jedem Duschen *und* jedem Stuhlgang.
- Cave bei Hämorrhoiden und bei Durchfall! Fettsalbe verwenden.

Nagelpflege

- Finger- und Fußnägel vor der Konditionierung schneiden.
- Danach wieder schneiden, wenn Leukozytenzahl >1000 und Thrombozytenzahl >30000.
- Ausnahme: eingerissene Nägel je nach Thrombozyten-Situation nicht zu kurz schneiden, eventuell auf Nagelfeile ausweichen.

Rasur

- Nur Elektrorasierer ab Konditionierung/Neutropenie.

Haare schneiden

- Vor der Konditionierung, am besten auf zirka 3 cm Länge (*Patienten bei Einbestellung entsprechend darauf hinweisen!*).

Händedesinfektion

- Mit Sterilium
- Leitsatz:

  Händedesinfektion *vor* Kontakt mit eigenem Körper und Körperöffnungen.

  Händedesinfektion *nach* Kontakt mit möglichen Keimträgern (Telefon, Toilette, Buch ...).
- Cave: Haut trocknet aus! Eincremen mit Linola-Fettsalbe.

Katheter-Versorgung

Zentralvenöser Katheter

- Hickman-Katheter

  Desinfizieren nach jedem Duschen mit sterilen Watteträgern und Braunol.

  Eintrittstelle kann offen bleiben, wenn gut abgeheilt, frühestens aber nach 10 Tagen.

  Katheter gut fixieren (mit Fixomull und zusätzlich Urimed-Pflaster oder Klemme).

  Hickman-Länge messen bis Tag 10.
- Zentralvenöser Katheter

  Alle 5 Tage Verbandswechsel mit Opsite-3000-Folie, Desinfektion mit sterilen Watteträgern und Braunol, zusätzliche Fixation mit Urimed oder Klemme.

Wärme-/Kältebehandlung

Physikalische Maßnahmen

- Bettflasche (handwarm) bei Thrombozytenzahl >10000.
- Bei Nasenbluten: kalter Waschlappen, *keine Eiswürfel, keine Kühlelemente.*
- Wadenwickel: kaltes Leitungswasser ausreichend; unter fließendem Wasser erneuern, *kein Eiswasser* (Peripherie zu, Patient entfieberte nicht, Hyperemesie → Blutungsgefahr)
- Nicht erlaubt:

  Hyperemisierende Salben, z. B. Transpulmin und Franzbranntwein.

  Vibrax (zur Pneumonieprophylaxe stattdessen mobilisieren und Atemgymnastik durchführen mit Tri-flow/Windrad oder A-, V-, T-Lagerung).

  Zäpfchen, Einläufe.
- Vorsicht bei arteriellen Gasen: vergewissern, ob Thrombozytenzahl ausreichend hoch ist; Blut möglichst peripher abnehmen (Ohrläppchen).

Nahrungsaufnahme

Ernährung

- Bis Konditionierung keine Einschränkungen.
- Ab Konditionierung nichts Rohes.
- Isolationsphase (Tag –3)

  Stammzelltransplantation (SZT):

  Leichte Kost, nichts Rohes, Schimmelpilze (Käse) vermeiden;

  Alle hausüblichen Getränke.

  Allogene KMT/SZT:

  Allogene Transplant-Kost II und III;

  Suppe auf Wasserbasis;

  Brei auf Sojabasis;

  Zwieback;

  Tee, Apfelsaft, Mineralwasser.

Abbildung 3

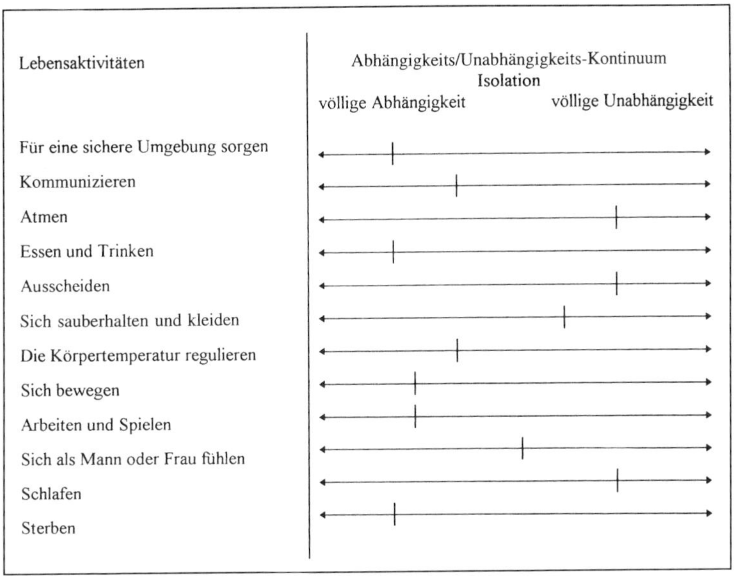

Der isolierte Patient im Abhängigkeits/Unabhängigkeits-Kontinuum.

Der isolierte Patient im Abhängigkeits/Unabhängigkeits-Kontinuum

Isolation

Um den hohen Pflegeaufwand während der Isolation und die extremen Einschränkungen für den Patienten deutlich zu machen, haben wir versucht, diese anhand eines Abhängigkeitskontinuums (Abb. 3) darzustellen – ausgehend von Problemen, die in der Isolation auf jeden Fall auftreten. Bei zusätzlichen Komplikationen und Nebenwirkungen, wie z. B. Graft-versus-host-disease, Lungentoxizität, Pneumonie, Sepsis, akutes Nierenversagen und die daraus entstehende Hämodialyse, Depression – um nur einige zu nennen – steigt der Grad der Abhängigkeit dementsprechend. Darauf kann aber im Rahmen dieser Arbeit nicht eingegangen werden. Diese Einschätzung soll beispielhaft an zwei Lebensaktivitäten verdeutlicht werden.

Kommunizieren

Lebensaktivität Kommunizieren

Von den Patienten werden die Angehörigen als Hauptquelle sozialer Unterstützung betrachtet. Viele sind berufstätig, und oft ist der Wohnort weit vom Transplantationszentrum entfernt. Die finanzielle Belastung durch die weite Anreise darf nicht unterschätzt werden. Mit den eigenen Kindern kommuniziert der Patient oft nur über das Telefon. Besucher müssen das Zimmer mit Mundschutz und Schutzkleidung betreten. Körperliche Berührungen wie Händeschütteln, Umarmen und Küssen sind nur eingeschränkt möglich. Ein Patient mit einer massiven Mukositis ist meist heiser und hat Schmerzen beim Sprechen. Eine durch die Therapie bedingte Konzentrationsschwäche behindert ihn beim Lesen von Büchern oder Zeitschriften.

Lebensaktivität

Essen und Trinken

Essen und Trinken

Mit Beginn der Behandlung ergeben sich auch im Hinblick auf die Ernährung Einschränkungen für den Patienten. Er erhält eine leicht verdauliche keimarme Kost. In der Isolationsphase ist diese auf Suppen, Brei, Zwieback, Tee und ausgetestete Säfte beschränkt. Die durch die Chemotherapie verursachte Beeinträchtigung des Geschmacksempfindens macht viele Patienten unzufrieden, zusätzlich fehlt die Atmosphäre eines gemeinsamen Essens. Bedingt durch die Schleimhautveränderungen im Verdauungstrakt ist zeitweise keine orale Nahrungsaufnahme mehr möglich. Je nach Nahrungsaufnahme ist eine ergänzende oder komplette parenterale Ernähung notwendig. Für den Patienten bedeutet dies einen großen Verlust an Lebensqualität. Um im Rahmen dieser begrenzten Möglichkeiten doch individuell auf den Patienten einzugehen, wird eine Ernährungsberatung durch die Diätassistentin angeboten.

Ende der Isolation/Entlassung

In der Weite des Meeres
siehst du vielleicht
die zurückgelegte Meile nicht
aber sie ist gesegelt.

Der Erfolg der allogenen KMT hängt unter anderem entscheidend davon ab, daß der Patient sich weiterhin an die für ihn essentiellen Richtlinien hält. Die Informationsschrift zur KMT, die schon an anderer Stelle genannt wurde, beinhaltet auch das Verhalten nach KMT. Die Entlassung stellt den Patienten vor neue Probleme. Neue Ängste entstehen und es herrscht eine große Unsicherheit.

Zitat einer Patientin: «Am liebsten möchte ich hier bleiben, die Angst vor dem, was mich da draußen erwartet, ist fast unerträglich.»

Um eine weiterleitende Pflege zu garantieren und dieser Unsicherheit entgegenzuwirken, müssen der Akutbereich und der Rehabilitationsbereich im Sinne des Patienten kooperieren. Ein Pflegeverlegungsbericht ist gerade in Arbeit.

Literatur

Roper N, Logan W, Tierney T: Die Elemente der Krankenpflege. Basel, Recom, 1993.

Margulies A, Fellinger K, Kroner T, Gaisser A: Onkologische Krankenpflege. Heidelberg, Springer, 1994.

Eine Literaturliste kann bei der Autorin angefordert werden.

M. Wolf-Kienzler, Klinikum der Albert-Ludwig-Universität, Medizin-Abteilung I, Hugstetter Straße 55, D-79106 Freiburg (Deutschland)

Bartsch HH, Mertelsmann R (Hrsg): Knochenmark- und periphere Stammzelltransplantation. Basel, Karger, 1996, pp 81–97

Rehabilitation nach hämatologischer Stammzelltransplation – 18 Monate Erfahrungen und künftige Perspektiven

Andreas Mumm, Wolfgang Willenbacher, Kerstin Unger, Hans Helge Bartsch

Klinik für Tumorbiologie, Freiburg

Potentiell kurative Therapieoption

Für viele Patienten stellt heute die Knochenmark- und Stammzelltransplantation eine wertvolle, in vielen Fällen die einzige potentiell kurative Therapieoption dar. Aufgrund der zunehmenden Erfahrung und der Erfolge im Management immunologischer, infektiologischer und toxikologischer Probleme der hämatologischen Stammzelltransplantation sowie der Verbesserung der Infrastruktur durch Ausbau der Transplantationskapazitäten und der Errichtung von Knochenmarkspenderdateien stieg die Zahl der weltweit durchgeführten Stammzelltransplantationen in den letzten Jahren rasch an.

Die zukünftigen und langfristigen Erfolge dieses Therapieverfahrens werden auch stark davon abhängen, ob es gelingen wird, für die somatischen, psychologischen und sozialen Probleme der Posttransplantationsphase zunehmend bessere Lösungen anzubieten. In der nachstationären Phase erfolgt die Weiterbetreuung in der Regel durch die Ambulanzen der transplantierenden Zentren, und eine strukturierte Rehabilitation dürfte in Deutschland eher noch die Ausnahme darstellen. Daher stellen sich folgende Fragen:

1. Gibt es überhaupt einen Bedarf an einer strukturierten Rehabilitation nach hämatologischer Stammzelltransplantation?
2. Lassen sich durch eine solche Rehabilitation die somatischen und psychosozialen Langzeitergebnisse verbessern?
3. Ist ein Konsens möglich, wer wann von einer Rehabilitation profitiert?
4. Wie können effiziente und erfolgreiche Rehabilitationsstrategien aussehen?

Das an der Klinik für Tumorbiologie behandelte Kollektiv

Die Klinik für Tumorbiologie in Freiburg ist ein der Universität assoziiertes Zentrum, das internistische Onkologie, onkologische Rehabilitation und Nachsorge sowie Institute der Grundlagenforschung unter einem Dach vereinigt.

Ziel dieser Arbeit ist es, das an unserer Klinik nach hämatologischer Stammzelltransplantation behandelte Kollektiv darzustellen und das derzeitige Vorgehen zu beschreiben, wobei es sich selbstverständlich um eine Momentaufnahme handelt und der Beitrag somit den Charakter eines Werkstattberichtes hat. Fußend auf empirischen Literaturberichten sollen typische somatische Komplikationen im mittel- und langfristigen Verlauf nach Stammzelltransplantation besprochen werden, da deren Kenntnis die Voraussetzung für die Rehabilitation Stammzelltransplantierter darstellt. Anhand einer Fallvignette sollen typische Probleme im Langzeitverlauf nach hämatologischer Stammzelltransplantation dargestellt werden, wobei auf psychische und soziale Probleme – wie auch an anderer Stelle in diesem Band – ausführlicher eingegangen werden soll.

Behandeltes Kollektiv

Von September 1993 bis März 1995 wurden für 51 Patienten nach hämatologischer Stammzelltransplantation Nachsorge- und Rehabilitationsbehandlungen durchgeführt. Die Diagnose der Patienten sind in Tabelle 1 aufgeführt und werden mit den Diagnosen eines Kollektivs Langzeitüberlebender der Johns-Hopkins-Universität [1] verglichen. Der Modus der Transplantation war 13mal autolog, 18mal familiär allogen und 20mal nichtfamiliär allogen. Das Durchschnittsalter der Patienten betrug 36,7 Jahre, der Median 32 Jahre. Der älteste allogen Transplantierte war ein 55jähriger Patient mit einer akuten myeloischen Leukämie (AML).

Die Klinik für Tumorbiologie befindet sich in unmittelbarer Nachbarschaft der I. Medizinischen Klinik mit Schwerpunkt Hämatologie und Onkologie der Albert-Ludwigs-Universität, Freiburg (Direktor: Prof. Dr. R. Mertelsmann). Es besteht eine enge Kooperation mit den Kollegen der dortigen Transplantationseinheit, so daß immerhin 35 Patienten vor dem Tag +50 nach Transplantation übernommen werden konnten. Der Trend geht in letzter Zeit zu einer eher späteren Übernahme, da doch häufiger somatische Probleme auftraten, die insbesondere die personellen Ressourcen einer Rehabilitationsstation überforderten und eine Rückverlegung notwendig machten. Eine kleine Gruppe wurde aber auch erst 3 Monate und später nach der Knochenmarktransplantation (KMT) aufgenommen.

Tabelle 1

Diagnosen der Patienten nach KMT/PBSCT an der Klinik für Tumorbiologie (10/93–03/95). Als Vergleich ein Patientenkollektiv der Johns-Hopkins-Universität [1]

Diagnose	Klinik für Tumorbiologie (n = 51)		Johns-Hopkins-Universität (n = 135)
	n	%	%
AML	16	31,4	25,9
CML	15	29,4	23,0
ALL	5	9,8	19,3
Mammakarzinom	6	11,8	
M. Hodgkin	3	5,9	7,4
Plasmozytom	2	4,0	
Myelodysplastisches Syndrom	1	2,0	
Non-Hodgkin-Lymphom	1	2,0	8,9
Polyzythämie	1	2,0	
M. fibröses Histiozytom	2	2,0	

Somatische Probleme im mittel- und langfristigen Verlauf nach hämatologischer Stammzelltransplantation

Somatische Komplikationen

Die somatischen Komplikationen in der Spätphase können bedingt sein durch die Grunderkrankung, durch die intensive prätransplantäre Konditionierungsbehandlung, die Transplantation selbst oder durch die posttransplantäre Immunsuppression, und zwar als Folge des gewünschten immunsuppressiven Effekts oder als Folge unerwünschter Nebenwirkungen der dabei eingesetzten Medikamente. Eine weitere Ursache für Komplikationen stellen die unerwünschten Wirkungen der prophylaktisch oder therapeutisch eingesetzten antiinfektiösen Medikamente dar. Meist aber ist die Ätiologie multifaktoriell. Einen Überblick über die wichtigsten Komplikationen der Spätphase nach Stammzelltransplantation gibt Tabelle 2.

Inzidenz chronische GvHD

In Abgrenzung von einer akuten Graft-versus-Host-Reaktion (GvHD) tritt eine chronische GvHD ab Tag +100 nach der Transplantation auf. Manche Untersucher halten die chronische GvHD für eine späte Phase einer akuten GvHD; andere halten sie dagegen für ein eigenständiges Krankeitsbild mit Merkmalen einer Autoimmunerkrankung.

Die Inzidenz einer chronischen GvHD hängt vom Transplantationsmodus ab. Für HLA-identisch familiär-allogen Transplantierte wurde eine Inzidenz von 33% (medianer Beginn Tag +201) ermittelt. Für nicht HLA-identisch familiär-allogen Transplantierte fand sich eine Inzidenz von 50% (medianer Beginn Tag +159) und für nichtfamiliär transplantierte eine Inzidenz von 64% (medianer Beginn Tag +133) [2]. Am häufigsten betroffen ist die Haut, es folgen Leber, Mundschleimhaut, Augen, Gastrointestinaltrakt, Muskel- und Bindegewebe, Lunge und Ösophagus (Tab. 3).

Infektionen

Ein großes Problem in der Spätphase bilden Infektionen, wobei bestimmte Infektionen zum Teil nach einem erregertypischen Intervall auftreten (Tab. 4).

Infektionsbegünstigende Faktoren

Mittelfristig, d. h. 2–3 Monate nach der Transplantation, sind infektionsbegünstigende Faktoren: Schädigungen der Haut und Schleimhäute, eine verminderte Abwehr aufgrund einer GvHD, die immunsuppressive Therapie, artifizielle Eintrittspforten wie z. B. bei einem Hickman-Katheder oder eine verminderte zelluläre Abwehr aufgrund viraler Infekte [3]. Im längerfristigen Verlauf bilden GvHD-bedingte Abwehrschwäche, Suppressorzelldefekte, eine verminderte Fähigkeit zur Opsonierung, Funktionsdefizite

Tabelle 2 Mittel- und langfristige somatische Komplikationen nach KMT

Chronische GvHD
Sekundäre Malignome
Infektionen
Autoimmunerkrankungen
Neuroendokrine Störungen
Ophthalmologische Probleme
Avaskuläre Knochennekrosen
Zahnprobleme
Störungen des Harn- und Genitaltraktes

Tabelle 3 Chronische GvHD – Orte der Manifestation[1]

	%
Haut	79
Leber	73
Mundschleimhaut	72
Auge	47
Gastroindestinaltrakt	16
Muskel-/Bindegewebe	11
Lunge	11
Ösophagus	6

[1] n = 1431, Fred Hutchinson Cancer Research Center [2].

Tabelle 4 Infektionserreger der Spätphase nach KMT

Candida
Aspergillus
Cryptococcus neoformans
Streptococcus pneumoniae
Haemophilus influenza
Neisseria meningitidis
CMV (2–3 Monate nach KMT)
EBV (3 Monate nach KMT)
VZV (2–10 Monate nach KMT)

CMV = Zytomegalievirus; EBV = Epstein-Barr-Virus; VZV = Varizella-Zoster-Virus.

des Retikuloendothelialsystems und IgG-Subklassenmangel Risikofaktoren für die Manifestation posttransplantärer Infektionen.

Das Infektionsrisiko wird entscheidend von dem Vorliegen einer GvHD bestimmt. Liegt nach einer HLA-identischen Transplantation eine GvHD vor, beträgt das Risiko pulmonaler Infektionen 50% gegenüber 21%, wenn keine GvHD vorliegt. Für nichtidentisch HLA-Transplantierte lauten die Prozentsätze 51 versus 18% [3].

Sekundärmalignome

Das Risiko eines Sekundärmalignoms nach KMT ist etwa 6,7mal höher als die Wahrscheinlichkeit einer primären malignen Erkrankung einer Vergleichspopulation [4]. Deeg [5] berichtet von einem Kollektiv von 4294 Patienten, die im Zeitraum von 1970 bis 1993 in 82 Fällen sekundäre Malignome entwickelten. Die mediane Erstmanifestation eines sekundären Malignoms war 1 Jahr nach KMT. Aber auch nach über 10 Jahren kommt es noch zu sekundären Malignomen. Die Risikofaktoren für die Entwicklung eines Zweitmalignoms sind:

- akute GvHD
- Behandlung mit Antilymphozytenglobulin oder mit monoklonalen Anti-CD3-Antikörpern sowie
- Ganzkörperbestrahlung.

75 der 82 Patienten mit Sekundärmalignomen hatten eine Ganzkörperbestrahlung (TBI) erhalten. Das Risiko für Transplantierte ohne TBI beträgt 6%, für solche mit TBI 20%.

Psychosoziale Probleme im mittel- und langfristigen Verlauf nach hämatologischer Transplantation

Es gibt eine Vielzahl von Arbeiten, die sich auf die psychosozialen Probleme und Fragestellungen während der akuten Phase der KMT beziehen. Zu den Fragen langfristiger psychosozialer Folgen nach KMT liegen nur wenige – d. h. etwa 15 Arbeiten vor – die sich in der Regel nur auf eine kleine Anzahl von Patienten beziehen.

Psychische Beeinträchtigungen

Aufgrund der Folgen der Kortikoidmedikation und einer eventuellen GvHD kommt es zu gravierenden und subjektiv belastenden Veränderungen des äußeren Erscheinungsbildes. Gravierende psychische Beeinträchtigungen werden bei 15–30% der Patienten festgestellt, die 1 Jahr oder länger nach KMT überleben; hierzu zählen: Depressionen, Ängste, niedriges Selbstwertgefühl und soziale Isolation. Es kommt zu sexuellen Funktionsstörungen: Minderung der Libido, Erektions- und Ejakulationsstörungen bei Männern und subjektiv belastenden Auswirkungen eines sekundären Ovarialinsuffuzienz bei Frauen.

Folgen physischer Beeinträchtigungen

Nicht in allen, aber in den meisten Arbeiten findet sich ein signifikanter Zusammenhang zwischen längerfristigen psychosozialen Problemen und physischen Beeinträchtigungen, d. h. in erster Linie zur chronischen GvHD.

Erwähnt sei eine Studie von Syrjala et al. [6] vom Fred Hutchinson Cancer Research Center, die 1993 die erste prospektive Studie zu Fragen von Prädiktoren des physischen und psychosozialen Langzeitverlaufes vorlegten.

In einer multivariaten Analyse ergab sich erstaunlicherweise ein umgekehrter Zusammenhang zwischen dem Grad der GvHD und dem Ausmaß der emotionalen Belastung. Ein höheres Maß an emotionaler Belastung 1 Jahr nach KMT war nicht mit einer höhergradigen, sondern eher mit einer mäßiggradigen GvHD assoziiert. Eine mögliche Hypothese wäre, daß Patienten mit einer ausgeprägten GvHD mehr diese fokussieren und ihrem psychischen Befinden einen eher geringeren Stellenwert zumessen. Weitere Prädiktoren einer höheren psychischen Belastung waren Unverheiratetsein sowie ein höheres Ausmaß familiärer Konflikte vor KMT.

Eine relativ schlechte körperliche Verfassung 1 Jahr nach KMT fand sich häufiger im Zusammenhang mit einer höhergradigen GvHD, einem bereits prätransplantär schlechteren körperlichen Zustand und im Zusammenhang mit einem höheren Maß an familiären Konflikten schon vor der KMT. Interessant ist, daß ein psychosozialer Faktor wie das Ausmaß an familiären Konflikten vor KMT einen unabhängigen Prädiktor sowohl für den psychischen als auch für den physischen Status 1 Jahr nach KMT darstellt.

Von ursprünglich 67 Patienten überlebten 23 vier Jahre und länger. Von diesen waren nach einem Jahr wieder 36% voll berufstätig, nach 2 Jahren 78% und nach 4 Jahren 91%. Es ist klar, daß sich diese Zahlen nicht einfach auf deutsche Verhältnisse übertragen lassen. Ist doch für andere Erkrankungen wie z. B. die koronare Herzerkrankung belegt, daß die Quote derjenigen Patienten, die ihre Berufstätigkeit wieder aufnahmen, ganz wesentlich durch das nationale Kranken- und Rentenversicherungssystem mitbestimmt wird.

Analyse des Beschäftigungsstatus

Eine genauere Analyse des Beschäftigungsstatus nach KMT führte Wingard et al. [7] in einer retrospektiven Studie bei 135 Patienten durch, die älter als 18 Jahre waren und deren Transplantation 0,5 bis 12,5 Jahre zurücklag. 43 Patienten, d. h. 35%, waren ohne Beschäftigung, davon 78% länger als 1 Jahr. Die Beschäftigungslosigkeit war in knapp 40% der Fälle durch eine krankheitsbedingte Beeinträchtigung verursacht. Andere Gründe waren Kindererziehung oder Ausbildung. Immerhin ein Drittel ohne Beschäftigung befanden sich in einer Schul- oder Berufsausbildung. Aber insgesamt 9 Personen, d. h. 21% waren trotz gutem funktionellem Status ohne Arbeit, was auf eine unzureichende rehabilitative Wiedereingliederung hindeutet.

Wovon hängt das Gelingen der beruflichen Wiedereingliederung ab?

Im Unterschied zu Patienten mit einer schlechteren Schul- bzw. Berufsausbildung kehren besser ausgebildete mit größter Wahrscheinlichkeit in ihren früheren Beruf zurück. Sie schätzen ihren körperlichen Zustand auch als besser ein, als es ihre behandelnden Ärzte tun. Dieser Zusammenhang läßt sich für weniger gut Ausgebildete nicht feststellen. Wahrscheinlich sind die Berufe der besser Ausgebildeten körperlich weniger belastend, und möglicherweise messen diese ihrem physischen Befinden auch eine geringere Bedeutung zu. Weitere mit Beschäftigungslosigkeit assoziierte Faktoren waren das Geschlecht – Frauen bleiben häufiger beschäftigungslos – die Manifestation einer chronischen GvHD und krankheitbedingte Diskriminierungen am früheren Arbeitsplatz.

Zwar ist dies das größte bisher untersuchte Kollektiv zur Frage der Wiederaufnahme der Berufstätigkeit, jedoch ist die Zahl der Untersuchten immer noch relativ klein. Trotzdem erscheint die naheliegende Konsequenz, daß Frauen, Patienten mit einer chronischen GvHD oder schlechter Ausgebildete größere Schwierigkeiten haben, ins Berufsleben zurückzukehren, durchaus plausibel; deswegen ist besondere Aufmerksamkeit bei der beruflichen Rehabilitation angebracht.

Tabelle 5 Gründe für Beschäftigungslosigkeit nach KMT [7]

%	Grund
39	krankheitsbedingt behindert
14	Stelle nicht mehr verfügbar
12	ausbildungsbedingt beschäftigungslos
12	Berufsaufgabe auf Anraten der Ärzte
5	Berufsaufgabe wegen Überforderung
2	pensioniert
2	erwerbsunfähig wegen Therapienebenwirkungen
2	Arbeitgeber übernahm Krankenkasse nicht mehr
7	ohne Angaben

Fallvignette einer Patientin, die 19 Monate nach einer familiär allogenen KMT in unserer Klinik aufgenommen wurde

Frau B. ist 23 Jahre alt. Im August 1992 wurde eine akute myeloische Leukämie diagnostiziert. Unter einer Therapie nach dem TAD-9-Protokoll wurde eine komplette Remission erreicht und anschließend eine Erhaltungstherapie mit Arabinosid C und Daunorubicin durchgeführt. Im Mai 1993 erfolgte dann eine familiär allogene KMT, wobei es posttransplantär zu einer Thrombose der Venae subclavia und jugularis interna sowie zu einer akuten GvHD der Haut (Grad I) kam. Im November 1993 kam es zu einer Herpes-zoster-Infektion in den Segmenten C1 und C2. Im Dezember 1993 wurde Ciclosporin A zunächst abgesetzt. Ab Januar 1994 entwickelte sich eine chronische GvHD der Haut und der Leber, so daß erneut mit Ciclosporin A und 20 mg Prednison pro Tag therapiert wurde. Bei Aufnahme ist die Symptomatik der chronischen GvHD gebessert, aber noch vorhanden. Es besteht noch eine mäßige γ-GT-Erhöhnung und ein Sicca-Syndrom.

Zur Biographie

Die Patientin wurde in Polen geboren. Der Vater verstarb nach einem Autounfall, als die Patientin 1 Jahr alt war. Mit 15 Jahren siedelte sie gemeinsam mit Mutter und Schwester nach Deutschland über. Sie legte die Mittlere Reife ab und begann danach eine Ausbildung als Krankenschwester. 3 Tage nach ihrem Examen wurde die Diagnose gestellt. Sie wohnt, gemeinsam mit ihrer Mutter, in einem kleinen Dorf. Ihre Schwester, die Spenderin, wohnt in unmittelbarer Nähe. Die Schwester ist verheiratet, hat ein kleines Kind und arbeitet halbtags. Seit ihrer Entlassung vor über einem Jahr lebt die Patientin sehr zurückgezogen bei ihrer Mutter und kümmert sich, während die Schwester arbeitet, um deren Kind, zu dem sie ein enges Verhältnis entwickelt hat. Ihr früherer Freund, berichtet sie, habe sich von ihr getrennt, als ihr unter der Polychemotherapie die Haare ausgefallen seien. Sie erhält eine Erwerbsunfähigkeitsrente, die 2 Monate nach Beendigung der Heilbehandlung auslaufen soll. Sie beabsichtigt, an ihrer Klinik und bisherigen Lehrstelle zu diesem Zeitpunkt ihre erste Stelle als ausgebildete Krankenschwester vollschichtig anzutreten. Sie ist deutlich darum bemüht, nach außen den Eindruck zu vermitteln, durch die Erkrankung in keiner Weise gehandicapt zu sein. In deutlichem Kontrast hierzu steht ihre physische Leistungsfähigkeit. Das Ergometertraining mußte sie zunächst nach 20 min/50 W wegen Erschöpfung abbrechen. Nach 4 Wochen konnte sie immerhin 20 min lang mit 75 W belasten.

Der Habitus der Patientin ist noch etwas cushingoid. Sie wirkt schüchtern und ist bemüht, völlig problemlos zu erscheinen. Aufmerksamkeit, die man ihr schenkt, oder Ansprechen etwaiger Probleme ist ihr sichtlich unangenehm. Aber sie ist doch ab und zu mit anderen Patienten zusammen, beteiligt sich an Ausflügen und geht zum Kegeln. Von den therapeutischen Möglichkeiten der Klinik nutzt sie verschiedene physiotherapeutische und kreativtherapeutische Angebote. Kein Interesse hingegen hat sie an psychologischen Angeboten zur Krankheitsbewältigung, wie Entspannungsverfahren, Visualisierungsübungen, Einzel- oder Gruppengesprächen.

Im Rahmen der Stationskonferenz wird abgesprochen, welche der Mitarbeiter sich in den täglichen Kontakten um eine Beziehung und ein Vertrauensverhältnis zu der Patientin bemühen wollen, was letztlich auch gelingt.

Die Patientin findet zu einer deutlich realistischeren Selbsteinschätzung. Es kommen ihr Zweifel, ob sie wirklich ganztags den beruflichen Belastungen gewachsen ist. Über die Sozialarbeiterin unserer Klinik wird ein halbschichtiger Arbeitsversuch im Rahmen berufsfördernder Maßnahmen durch den Rentenversicherer eingeleitet. Sie beginnt Pläne zu schmieden, möchte wieder zum Tanzen gehen und einen Kurs bei der Volkshochschule belegen. Durch den Sporttherapeuten unserer Klinik wird eine weitere ambulante, heimatnahe sporttherapeutische Betreuung eingeleitet.

Zusammenfassend werden hier die Probleme einer jungen Frau deutlich, die in der Phase des Einstiegs in das Berufleben, in der Phase der ersten festeren Partnerbindung und der Loslösung vom Elternhaus, erkrankt. Der Wunsch nach eigenen Kindern wird ihr wohl versagt bleiben. Deutlich werden der biographische Bruch und auch die Schwierigkeiten der Patientin, eine altersentsprechende Entwicklung wieder aufzunehmen.

Die ersten Tage in der Rehabilitationsklinik

Die erste Begrüßung der Patienten erfolgt durch die Mitarbeiter des Pflegebereiches. Am Aufnahmetag werden die Patienten durch die Ärzte untersucht, es wird ge- und hinterfragt, welche objektiven oder subjektiven Rehabilitationsziele bestehen. Oft geht es darum, erst einmal Überlegungen bei den Patienten anzustoßen, welche besonderen Defizite, Bedürfnisse und Ziele sie selber bei sich sehen und worin ihre aktive Eigenbeteiligung bestehen könnte. Dabei werden die therapeutischen Angebote und Möglichkeiten der Klinik dargestellt und erste Überlegungen über das therapeutische Vorgehen mit den Patienten besprochen.

Anstöße vermitteln

Bei uns entstand der Eindruck, daß bei Patienten nach allogener Stammzelltransplantation sowohl in der Früh- als auch in der Spätrehabilitationsphase ein höheres Maß an passiver Erwartungshaltung vorherrscht, verglichen mit anderen Patienten. Soweit die Patienten dazu körperlich in der Lage sind, erfolgt noch am Aufnahmetag eine Hausführung in kleinen Patientengruppen mit maximal 6 Personen. Der erste Tag steht für die Patienten ganz im Zeichen von Erstkontakten und erstem Kennenlernen der verschiedenen Therapeuten des Rehabilitationsteams.

Passive Erwartungshaltung

Die Rehabilitation von Patienten nach hämatologischer Stammzelltransplantation ist – wie jede rehabilitative Aufgabe – Teamarbeit. Die Mitarbeiter des Pflegebereiches führen mit dem Patienten ein zirka 30minütiges individuelles Pflegegespräch. Dies dient neben dem Kennenlernen von pflegerischen Bedürfnissen des Patienten auch dem Kennenlernen der Person und ihrer Lebensumstände. Besprochen werden auch die Praxis des Stationsablaufes. Es folgt ein etwa 20minütiges Erstgespräch mit dem Stationspsychologen. Thematisiert wird die individualle Situation, und es erfolgt eine erste Absprache über die Teilnahme zu kreativtherapeutischen oder psychologischen Angeboten der Klinik. Hier ist auch der Zeitpunkt, an dem eventuell Einzelgespräche vereinbart werden können. Des weiteren erfolgen Erstkontakte mit dem Sporttherapeuten, den Krankengymnastinnen und den Diätassistentinnen, worauf im weiteren noch eingegangen werden soll.

Erstgespräche

Die Stationskonferenz

Vorstellung in der Stationskonferenz

Jeweils einmal pro Woche findet die Stationskonferenz statt, an der alle Disziplinen des Rehabilitationsteams teilnehmen. Dazu gehören die Mitarbeiter der Pflege, eine Diätassistentin, der Sporttherapeut und eine Krankengymnastin, die Kreativtherapeuten aus Mal-, Musik- und Ergotherapie, die Sozialarbeiterin, der Psychologe – eventuell der Pastoralpsychologe –

und die Ärzte. Neu aufgenommene Patienten und ihre Probleme werden kurz dargestellt, und die ersten Eindrücke werden ausgetauscht. Problemlösungen werden diskutiert und Strategien festgelegt. Genannt seien z. B. psychische Probleme und Verhaltensauffälligkeiten, die keineswegs automatisch Sache des Psychologen sind; vielmehr kann es im Rahmen der Stationskonferenz abgesprochen werden, wer sich auf welche Weise einem bestimmten Patienten zuwendet. Dies entspricht dem Gedanken der therapeutischen Gemeinschaft, die sich seit vielen Jahren in psychotherapeutischen und psychiatrischen Abteilungen bewährt hat. Dieser Rahmen ermöglichte es auch, im Falle der oben geschilderten Patientin eine Änderung der Einstellung und des Verhaltens zu erreichen, ohne ein definiertes therapeutisches Verfahren einzusetzen, was die Patientin auch abgelehnt hatte.

Therapeutische Gemeinschaft

Auch im weiteren Verlauf ist die Stationskonferenz die Plattform, auf der Informationsaustausch und gegenseitige Abstimmung der Mitarbeiter erfolgen.

Die Physiotherapie

Das physiotherapeutische Vorgehen läßt sich grundsätzlich in vier Schritte einteilen, und zwar:

- Ersteinschätzung,
- Definition von Therapiezielen und Erstellen eines Behandlungsplanes,
- Monitoring der Behandlung und Modifikation des Therapieplanes sowie
- Abgabe einer abschließenden Einschätzung und Beratung hinsichtlich der Möglichkeiten in der häuslichen Umgebung.

Abbildung 1

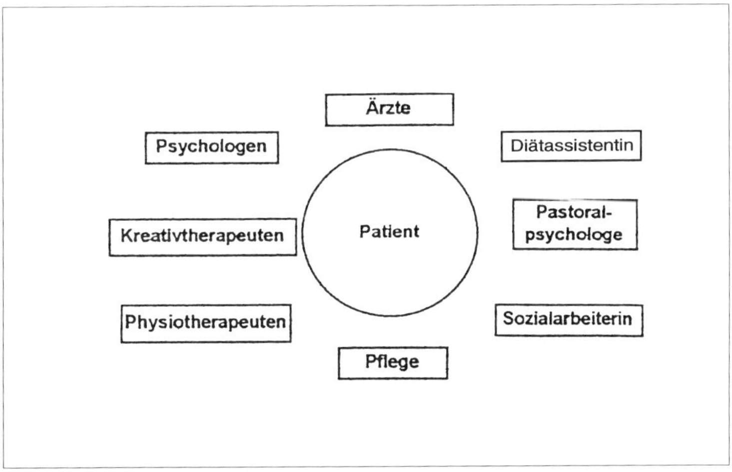

Die Stationskonferenz.

Erstkontakt

Zum ersten Kennenlernen kommen Krankengymnastin und Sporttherapeut am Tag nach der Aufnahme auf die Station, was den Vorteil hat, daß zu Beginn ein unmittelbarer persönlicher Informationsaustausch zwischen Patient, Physiotherapeuten, Pflegemitarbeitern und Ärzten erfolgen kann. Dieses erste Kennenlernen dient zum einen der Einschätzung des aktuellen körperlichen Status, zum anderen der Erhebung einer bewegungstherapeutischen Anamnese und der psychosozialen, sportlichen und bewegungsbezogenen subjektiven Bedürfnisse und Wünsche des Patienten. Dabei wird gefragt: Zu welchen Alltagsaktivitäten ist der Patient fähig, wie ist der Ersteindruck der Kondition, bestehen Probleme bei der Koordination, bei einzelnen Muskelgruppen, und wie ist die Lungenfunktion einzuschätzen? Bestehen darüber hinaus krankheitstypische Einschränkungen wie Thrombozytopenie, chronische GvHD, hämorrhagisch Hautblasen, Zystitiden, Infektionen und anderes?

Selbsteinschätzung

Bei der physiotherapeutischen Anamnese wird besonders auf die Selbsteinschätzung des Patienten geachtet. Im Einzelfall haben wir ausgeprägte Diskrepanzen zwischen der Fremdwahrnehmung und der Selbsteinschätzung der körperlichen Leistungsfähigkeit des Patienten erlebt. Augenmerk verlangt auch die Leistungsmotivation der Patienten, die auffällig unterschiedlich ist. Zur Therapieplanung ist es ferner wichtig, die sportliche Vergangenheit des Patienten zu kennen, etwas über seine Freude an spielerischen Aktivitäten und über seine bewegungstherapeutischen Wünsche zu wissen.

Behandlungsvorschlag

Wenn so ein erstes Bild entstanden ist, kann ein erster Behandlungsvorschlag gemacht werden. An dieser Stelle können nur allgemeine Grundsätze genannt werden. Dabei gilt, daß das Therapieprogramm in sich ausgewogen ist, daß es möglichst gut die Gesamtpersönlichkeit des Patienten und seine Wünsche berücksichtigt und sich insbesondere an einer «individuellen Normleistung» orientiert. Schon leichteste Alltagsbelastungen können in der Frührehabilation nach Stammzelltransplantation eine Maximalleistung für den Patienten bedeuten; zum Teil gelten ähnliche Prinzipien wie beim Traning von Hochleistungssportlern.

Behandlungsangebote

Das physiotherapeutische Angebot umfaßt eine Gruppe mit Hockergymnastik und drei verschiedene Trainingsgruppen mit einer Belastung, die von 20 min und etwa 25 W Maximalbelastung bis zu 45 min und einer zirka 150 W Maximalbelastung reicht. Eine weitere Trainingsbehandlung ist am Ergometer möglich, darüber hinaus bestehen Möglichkeiten zu Gehtraining und zur Teilnahme an einer Jogginggruppe. In einer Bewegungstherapiegruppe stehen koordinative und spielerische Elemente ganz im Vordergrund. Des weiteren gibt es eine Atemgymnastik und eine Rückenschule. Aber insbesondere in der Frührehabilitation ist meist eine physiotherapeutische Einzelbehandlung erforderlich, wenn möglich auch zur Förderung der sozialen Integration, ergänzt durch eine Teilnahme an der Hockergymnastik und an Bewegungstherapie.

Besonderheiten der Physiotherapie nach KMT

Die Besonderheiten der Physiotherapie bei Patienten nach hämatologischer Stammzelltransplantation seien hier noch einmal aufgeführt.

Im Vergleich zu anderen onkologischen Patienten ist die diagnostische Einschätzung aufwendiger; insbesondere in der Frührehabilitation muß die

Therapie sehr flexibel auf somatische Veränderungen und Komplikationen reagieren können; die notwendige Therapiefrequenz ist häufig höher, und die Patienten müssen häufiger einzeln behandelt werden. Wir schätzen sowohl den Kommunikationsbedarf zwischen Patienten und Physiotherapeut als auch innerhalb des Teams als höher ein. Eine Besonderheit sind ausgeprägte Schwäche der Bein- und Hüftmuskulatur, so daß die Patienten sich häufig nicht aus der Hocke erheben können oder auch nicht in der Lage sind, Treppen zu steigen. Des weiteren erleben wir in einem sehr hohen Prozentsatz Schmerzen in den Knie- und Hüftgelenken, zum einen assoziiert mit der Reduktion von Kortikoiden und zum anderen mit Thrombozytopenien. Auffallend häufig leiden die Patienten an Rückenbeschwerden.

Die diätetische Betreuung nach Stammzelltransplantation

Infektionsrisiko
Absorption und Digestion
Geschmacksstörungen

Bei der enteralen Ernährung von Patienten nach hämatologischer Stammzelltransplantation sind einige Besonderheiten zu beachten. Von der Nahrung darf kein Infektionsrisiko ausgehen, und typische Probleme der Absorption und Digestion müssen beachtet werden. Nach Stammzelltransplantation kommt es zu typischen Änderungen der Geschmacksschwellen für bestimmte Geschmacksqualitäten, wie systematische Experimente gezeigt haben. In einer Studie, bei der 205 Patienten des Fred Hutchinson Cancer Research Center eine Wunschkost bestellen konnten, zeigte sich, daß diese eher süße und kühle Speisen bevorzugten, bei einer allerdings großen individuellen Schwankungsbreite [8, 9]. Da darüber hinaus der Appetit in der Regel reduziert ist, sind häufige und auf die individuellen Vorlieben der Patienten abgestimmte Mahlzeiten notwendig. Dies wiederum erfordert eine enge Kooperation zwischen den Patienten und den Diätassistentinnen, auch um auf spezifische Probleme wie Mukositiden, eine intestinale GvHD oder einen kortikoidbedingten Diabetes eingehen zu können. Eine wichtige Aufgabe besteht auch in der Schulung von Patienten und Mitarbeitern in Diätetik und Nahrungsmittelhygiene.

Immunsupprimierte Patienten nach allogener Stammzelltransplantation sollten hygienisch problematische Lebensmittel meiden, eine «strenge», keimarme Diät ist jedoch nicht erforderlich. Gemieden werden sollen nicht- oder halbgare Fleisch- und Fischgerichte sowie frisches Obst und Gemüse (mit Ausnahme von Bananen, Orangen und Grapefruit), des weiteren Schimmelkäse und Lebensmittelprodukte aus nichtpasteurisierter Milch.

Für ein halbes bis 1 Jahr muß die Zufuhr von Milcheiweiß eingeschränkt werden, da die Laktase eines der letzen Enzyme ist, das sich von der Konditionierungsbehandlung erholt.

Leichte Vollkost

Die Ernährung sollte sich an den Prinzipien einer leichten Vollkost orientieren, d. h., geräucherte, fettreiche und fritierte Speisen sollen gemieden werden, die Speisen sollen nicht angebraten oder stark gewürzt werden. Kohlensäurehaltige Getränke sind wegzulassen, und die Speisen sollten weder zu heiß noch zu kalt sein [10].

Eine milcharme Kost, die weitgehend auf frisches Obst und Gemüse verzichtet, birgt die Gefahr der Unterversorgung an verschiedenen Nährstoffen. Dazu gehören insbesondere Kalzium und Vitamin C. Durch die Art der Zubereitung kommt es zu hohen Verlusten an den Vitaminen A und E, und auch die Folsäurezufuhr ist kritisch. Erweist sich insgesamt die Energiezufuhr als problematisch, so kann auch ein Mangel an anderen Stoffen wie z. B. B-Vitaminen bestehen. Auf jeden Fall sollten Kalzium und Vitamin C supplementiert werden.

Prinzipien der Lebensmittelhygiene

In den Prinzipien der Lebensmittelhygiene müssen sowohl die Mitarbeiter in der Küche als auch die Patienten geschult werden. Auf das – an sich selbstverständliche – Händewaschen vor der Zubereitung der Speisen ist hinzuweisen, Geschirr und Kochutensilien sollten selbstverständlich sauber sein, was durch Spülen in der Spülmaschine auch gewährleistet ist. Problematisch sind die verwendeten Schwämme, Tücher und Bürsten. Holzutensilien sollten nicht benutzt werden. Tiefgefrorenes Geflügel und Fisch sollten im Kühlschrank auftauen, und das Tauwasser sollte verworfen werden. Eier und Geflügel sind im Hinblick auf ihre Salmonellenbelastung sehr problematisch. Speisen sollten immer im Kühlschrank aufbewahrt werden und nie bei Zimmertemperatur oder sonstwie warmgehalten werden. Beim Einkaufen sollten jeweils nur sehr kleine Portionen gekauft werden, auf Frische ist zu achten. Die kleinen Portionen, wie man sie z. B. beim Frühstück in Hotels bekommt, sind im Lebensmitteleinzelhandel sehr teuer, im Großhandel oft deutlich günstiger; hierzu ist jedoch in der Regel ein Einkaufsausweis erforderlich.

Lockerung der diätetischen Leitlinien

In Abhängigkeit von den Komplikationen, der Immunitätslage bzw. der Immunsuppression können die diätetischen Leitlinien gelockert werden. Stufenweise kann die Menge des Milcheiweißes gesteigert und die Fettzufuhr erhöht werden. Es kann frisches, schälbares Obst und Gemüse zugefügt werden, und nach dem Absetzen der Immunsuppressiva können sämtliche Obst- und Gemüsesorten gegessen werden. Mit dem Patienten muß auch über die Problematik von Restaurantbesuchen gesprochen werden, bei denen die diätetischen Leitlinien selbstverständlich auch eingehalten werden müssen, sich zum Teil aber der Kontrolle der Restaurantgäste entziehen.

Intestinale GvHD

Eine nicht zu seltene Komplikation ist eine intestinale GvHD. In diesem Falle muß die Energiezufuhr gesteigert werden und zirka das 1,8fache des basalen Energiebedarfs betragen. Über den Darm kann es zu ganz erheblichen Eiweißverlusten kommen, so daß die Eiweißzufuhr bis zu 3 g/kg Körpergewicht und Tag betragen kann. 30% der Gesamtkalorien sollten aus Fett bestehen, wobei wegen der Störung der Fettresorption MCT-Fette zugefügt werden sollten. Insgesamt sollte die Ernährung eher ballaststoffarm und zur Bindung von Flüssigkeit pektinreich sein. Deutlich säurehaltige Lebensmittel sind zu meiden.

In der Praxis sieht es so aus, daß die Patienten am Aufnahmetag im Speisesaal lediglich dem Servicepersonal Bescheid sagen, daß sie eine spezielle «KMT-Diät» benötigen. Am nächsten Tag erfolgt dann ein Einzelgespräch mit der Diätassistentin, in dem individuelle Probleme und Vorlieben erfaßt und Informationen zum Prozedere und Vorgehen in der Klinik für Tumorbiologie gegeben werden. Einmal in der Woche treffen sich alle «KMT-Patienten» mit der Diätassistentin zu einer Schulung und Abstimmung des Speiseplanes. Geplant ist, alle 2 Wochen in der Lehrküche praktische Übungen durchzuführen.

Langzeitprobleme

Lenssen et al. [11] untersuchten bei 192 Kindern und Erwachsenen diätetische Probleme 1 Jahr nach einer hämatologischen Stammzelltransplantation. Wie die Studie zeigt, ergeben sich doch relativ häufig auch im Langzeitverlauf diätetische Probleme. 192 Kinder und Erwachsene wurden 1 Jahr nach Transplantation untersucht. 16% unterschritten ihr Idealgewicht um 10% oder mehr, wobei es mit der Krankenhausentlassung zu einem signifikanten Gewichtsverlust kam. 23% der Patienten hatten Geschmacksstörungen, 8% eine Mukositis und 21% eine Diarrhoe oder Steatorrhoe – zumeist, aber keineswegs ausschließlich, im Zusammenhang mit einer GvHD.

Nun könnte man einwenden, im großen und ganzen entspräche dies doch dem Ablauf, wie er mehr oder minder bei der Rehabilitation aller onkologischen Patienten üblich sei. Deswegen sei im folgenden noch einmal auf die Besonderheiten der Rehabilitation nach hämatologischer Stammzelltransplantation eingegangen.

Besonderheiten der Rehabilitation nach hämatologischer Stammzelltransplantation

Die medizinischen und rehabilitativen Aufgaben hängen stark vom bisherigen Verlauf, den Komplikationen und vom zeitlichen Abstand zur Transplantation ab. Grob verallgemeinernd kann man einen Problemshift feststellen: Mit Abnahme der somatischen Probleme kommt es zu einer Zunahme der sozialökonomischen Probleme und zu einer qualitativen Änderung der psychologischen Probleme.

Problemshift

Sowohl in der Früh- als auch in der Spätrehabilitation stellen Patienten nach hämatologischer Stammzelltransplantation objektiv, zum Teil auch subjektiv, höhere Anforderungen an Pflege, Psychologie, Diätetik und Physiotherapie.

Bei Berücksichtigung aller Vielfalt der Persönlichkeiten der Patienten ercheint es uns, daß die hier besprochenen Patientengruppe eher zu Rückzug und Passivität neigt und daß besondere Schwierigkeiten bei der Integration in Gruppen anderer Patienten bestehen. Verständlicherweise sind Stammzelltransplantierte sehr verunsichert, wie sie sich im Alltag verhalten sollen,

Abbildung 2

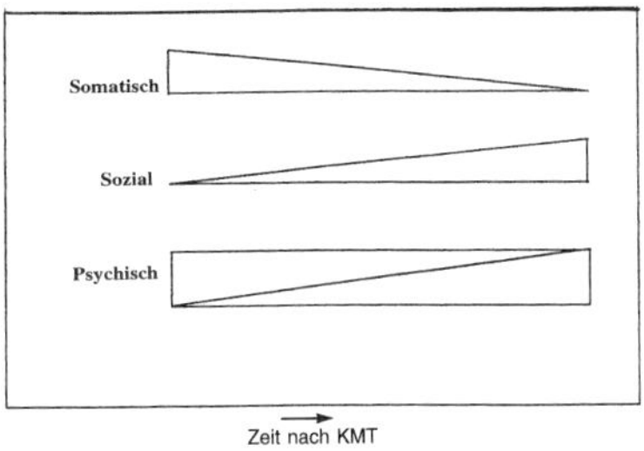

Problemshift nach hämatologischer Stammzelltransplantation.

und zum Teil auch ängstlich. Auch die bekannten, durch die prätransplantäre Konditionierungsbehandlung bedingten kognitiven Beeinträchtigungen wie Gedächtnis- und Konzentrationsstörungen sind sehr häufig. Mehr noch als bei anderen Patienten spielt die familiäre Unterstützung, die die Patienten erfahren, eine entscheidende Rolle, zumal sie häufig durch die Vorbehandlung, durch die eigentliche Transplantation und Nachbehandlung oft über Monate von ihrem häuslichen Umfeld getrennt sind und häufig unter Heimweh leiden.

Belastung der Mitarbeiter

Die Betreuung hämatologisch Stammzelltransplantierter bedeutet in der Regel auch eine besondere psychische Belastung für die Mitarbeiter, handelt es sich bei der allogenen Transplantation doch um ein potentiell kuratives Therapieverfahren, d. h. ein Verfahren, das mit großen Erwartungen und Hoffnungen verbunden ist. Die Patienten sind häufig im gleichen Alter wie die sie betreuenden Mitarbeiter, und so entwickeln sich doch nicht selten engere Beziehungen und Identifikationen als mit anderen onkologischen Patienten. Dies führt dazu, daß bei Rückschlägen und Komplikationen oft in einem höheren Maße mitgelitten und -gehofft wird. Verstärkt wird dies durch die im Einzelfall über Monate gehenden Behandlungszeiten, bei denen die Patienten zwar rehabilitationsfähig bleiben, aber aufgrund von Komplikationen einer intensiven Betreuung bedürfen.

Allogen Transplantierte sind in der Frührehabilitation – zum Teil mehr oder minder – in der Lage, an den Rehabilitationsangeboten teilzunehmen.

Diagnostik

Es besteht aber noch ein intensiver Bedarf an Diagnostik und somatischer Therapie.

Das Routinelaborprogramm nach allogener Transplantation umfaßt Parameter des Blutbildes, der Hämolyse, der Gerinnung, der Niere und der Leber, den Ciclosporin-A-Spiegel, ein CMV-Sreening und weitere Laborwerte. Im Regelfall erfolgt eine Kontrolle 3mal, zum Teil aber auch nur 2mal pro Woche.

Notwendig sind weiter regelmäßige Röntgen-Thorax- und Lungenfunktionskontrollen, tägliche Visiten mit Augenmerk auf eine eventuelle GvHD, Infektionen oder Medikamentennebenwirkungen z. B. von Ganciclovir,

Tabelle 6

Laborprogramm in der Frührehabilitation nach KMT/PBSCT an der Klinik für Tumorbiologie

BB, Differential-BB [1], Retikulozyten [2]
Renale Retentionswerte, Elektrolyte inkl. Mg
«Leberwerte» (γ-GT, GOT, GPT, AP, CHE, Bilirubin)
Gerinnungsparameter [2] (Quick, PTT, Fibrinogen)
Hämolyseparameter (Haptoglobin, LDH)
Gesamteiweiß [2], Eiweiß-Elektrophorese [1]
Ciclosporin-A-Spiegel
Sonstige Parameter (CRP, BSG [2], Eisen [1], TSH [1], BZ [1], Cholesterin [1], Triglyceride [1])
9 Parameter Urinstix
CMV-Screening [2] (Antigenämie, PCR, IgG-, IgM-Titer, Urinkurzkultur)

[1] Nur bei Aufnahme; [2] Werte 1mal pro Woche; sämtliche übrigen Werte 2–3mal pro Woche.

Ciclosporin A oder Cortison. Durchzuführen sind die Immunsuppression, die medikamentöse Prophylaxe von Mykosen und *Pneumocystis-carinii*-Infektionen; dazu kommen bei Patienten vor Tag +100 nach allogener Transplantation in größeren Zeitabständen noch diagnostische Eingriffe wie Gastro- und Sigmoidoskopien sowie eine Knochenmarkpunktion. Notwendig ist eine enge Kooperation mit einer leistungsfähigen Blutbank und mit einem Hygieneinstitut, das mit den spezifischen Fragestellungen dieser Patientengruppe vertraut ist. Die Verlaufskontrollen variieren von Zentrum zu Zentrum.

Probleme in der Spätphase

Anders sind die Probleme der Patienten in der rehabilitativen Spätphase nach allogener hämatologischer Stammzelltransplantation. Hier – wie auch in dem beschriebenen Fallbeispiel – stehen in der Regel im Vordergrund Probleme der körperlichen Kondition, der Auseinandersetzung mit der veränderten körperlichen Erscheinung, der Verarbeitung des Verlustes der Reproduktionsfähigkeit, der Wiedergewinnung von Selbstvertrauen, Eigenverantwortung und Initiative sowie die Reintegration in Beruf und gesellschaftlichen Aktivitäten.

Grundsätzliche Probleme und Perspektiven der Rehabilitation nach hämatologischer Stammzelltransplantation

Konsensbedarf

Erstens brauchen wir einen Konsens zwischen Transplantations- und Rehabilitationsmedizinern darüber, welche Patienten zu welchem Zeitpunkt von einem strukturierten rehabilitativen Angebot profitieren. Hierzu möchten wir folgende These aufstellen: Die Bedürfnisse der Patienten in der Phase der Frührehabilitation unterscheiden sich stark von denen der Rehabilitationspatienten im mittel- und langfristigen Verlauf nach Stammzelltransplantation, also zirka ab Tag +100 oder +150. Für beide Patientengruppen muß es unterschiedliche Rehabilitationskonzepte geben.

Frührehabilitation

Ab wann ist eine Frührehabilitation sinnvoll?

Zur Diskussion möchten wir die folgende Faustregel stellen: Ein Patient nach allogener Stammzelltransplantation ist dann so weit wiederhergestellt, daß er nicht nur partiell, sondern in ausreichendem Maße von den Möglichkeiten einer Rehabilitationsklinik profitieren kann, wenn die vorbehandelnden Ärzte des Transplantationszentrums glauben, daß eine ambulante Führung mit einer Frequenz der Wiedervorstellungstermine in der Transplantationsambulanz von 10–14 Tagen zu vertreten ist. Spätestens 1 Jahr nach Stammzelltransplantation sollten die betreuenden Ärzte in den Transplantationsambulanzen prüfen, ob neben somatischen auch psychosoziale oder sozialökonomische Probleme bestehen, die ein strukturiertes Rehabilitationsangebot angeraten erscheinen lassen.

Prüfung des Rehabilitationsbedarfs nach einem Jahr

Bedarfsabschätzung

Vorausgesetzt, es läßt sich ein gewisser Konsens über Indikation und Durchführung einer Rehabilitationsbehandlung nach Stammzelltransplantation finden, müßte als nächstes eine Bedarfsabschätzung für die Bundesrepublik erfolgen. Die Bedarfsplanung wird sich dabei wohl an der Zahl der allogenen Transplantierten orientieren, die 1993 474 Patienten betrug und weiter steigen wird. Vorausgesetzt, für jeden Patienten, für den eine allogene

Transplantation indiziert wäre, stünde ein Spender bereit, würde der Bedarf an allogenen Transplantationen für die Bundesrepublik Deutschland etwa 1200 betragen. Solche Modellrechnungen sind natürlich spekulativ, zeigen aber, daß der Gesamtbedarf doch begrenzt ist. Es wäre nun interessant, von den transplantierenden Ärzten zu erfahren, wie hoch sie den Prozentsatz der Transplantierten schätzen, die nach Tag +60 keiner akut stationären Behandlung mehr bedürfen, aber von einer Rehabilitation profitieren könnten. Nicht weiter nachgegangen werden soll hier der Frage, ob autolog Transplantierte spezifische rehabilitative Bedürfnisse haben, die über diejenigen anderer intensivbehandelter onkologischer Patienten hinausgehen, was angesichts ihrer steigenden Zahl erhebliche Konsequenzen haben würde.

Notwendigkeit der Evaluation

Zur Zeit ist das konkrete rehabilitative Vorgehen nur sehr eingeschränkt empirisch fundiert. Vieles ist «selbstgestrickt», beruht auf theoretischen Überlegungen oder auf Erfahrungen, die auf anderen Gebieten gewonnen wurden. Genauso wie in der eigentlichen Transplantationsphase nur systematische Empirie Notwendiges von Überflüssigen getrennt hat, muß sich auch das praktische Vorgehen in der Rehabilitation einer kritischen, wissenschaftlichen Überprüfung unterziehen. Dies ist nicht für alle Bereiche möglich, aber Diagnostik, medikamentöse Therapie, Diätetik und Physiotherapie sind durchaus einer wissenschaftlichen Evaluation zugänglich.

Eine echte Nutzen-Belastungs-Analyse sowie eine Optimierung des Ergebnisses hämatologischer Stammzelltransplantationen läßt sich nur erzielen, wenn neben dem somatischen Langzeitverlauf auch die sozialökonomischen und psychosozialen Probleme langfristig evaluiert werden.

Stationäre oder ambulante Rehabilitation

Die Frage, ob einer stationären oder ambulanten Rehabilitation der Vorrang zu geben ist, läßt sich nicht grundsätzlich entscheiden: die Antwort hängt stark von der individuellen Problemlage des Patienten und den lokalen rehabilitativ-therapeutischen Möglichkeiten ab. Die ambulante Rehabilitation hat den Vorteil der Heimatnähe, was bedeutet, daß die Betreuung in engem Kontext mit der Lebenswelt des Patienten erfolgen kann. Darüber hinaus besteht die Möglichkeit, die Behandlung zeitlich variabler zu steuern.

Andererseits wird deutlich, daß bei einer Reihe von Patienten eine erhebliche Behandlungsintensität und Teamkoordination erforderlich ist und somit die organisatorischen Anforderungen die Möglichkeiten eines ambulanten Konzeptes übersteigen können. Die Bundesversicherungsanstalt für Angestellte (BfA) ist zur Zeit bestrebt, die ambulante Rehabilitation zu fördern, was wir sehr unterstützen und woran wir uns beteiligen wollen. Es gilt, Konzepte zu entwickeln und Patienten und Regionen zu identifizieren, bei denen ambulante Rehabilitationsangebote Sinn machen.

Zur Etablierung eines Rehabilitationskonzeptes für Stammzelltransplantierte ist eine gewissen sachliche und personelle Grundausstattung erforderlich. Der Bedarf liegt zweifelsfrei über dem Durchschnitt anderer onkologischer Patienten; es wäre jedoch verfrüht, hier angesichts der bisher noch geringen Erfahrungen Zahlen zu nennen. Wesentliche Einflußfaktoren sind der zeitliche Abstand zwischen Transplantation und Beginn der Rehabilitation sowie Charakteristika des transplantierten Kollektivs.

A. Gratwohl, Basel, hat die Entwicklung der hämatologischen Stammzelltransplantation einmal als evolutionären Prozeß beschrieben, und wir glauben, daß das Verfahren mittlerweile eine Reife erlangt hat, bei der die Indikation rehabilitativer Konzepte zu einer Verbesserung der somatischen und psychosozialen Integration und der sozialökonomischen Ergebnisse führen kann.

Literatur

1 Baker F, Wingard JR, Curbow B, Zabora J, Jodrey D, Fogarty L, Legro M: Quality of life of bone marrow transplant long-term survivors. Bone Marrow Transplant 1994; 13: 589–596.
2 Sullivan KM, Agura E, Anasetti C, Appelbaum F, Badger C, Bearman S, Erickson K, Flowers M, Hansen J: Chronic graft-versus-host disease and other late complications of bone marrow transplantation. Semin Hematol 1991; 28: 250–259.
3 Wingard JR: Prevention and Treatment of Bacterial and Fungal Infections; in Forman SJ, et al (eds): Bone Marrow Transplantation. Oxford, Blackwell, 1994, pp 363–375.
4 Witherspoon RP, Fisher LD, Schoch G, Martin P, Sullivan KM, Sanders J, Deeg HJ, Doney K, Thomas D, Storb R, et al: Secondary cancers after bone marrow transplantation for leukemia of aplastic anemia. N Engl J Med 1989; 321: 784–789.
5 Deeg HJ: Delayed complications after bone marrow transplantation; in Forman SJ, et al (eds): Bone Marrow Transplantation. Oxford, Blackwell, 1994, pp 538–544.
6 Syrjala KL, Chapko MK, Vitaliano PP, Cummings C, Sullivan KM: Recovery after allogeneic marrow transplantation: Prospective study of predictors of long-term physical and psychosocial functioning. Bone Marrow Transplant 1993; 11: 319–327.
7 Wingard JR, Curbow B, Baker F, Piantadosi S: Health, functional status, and employment of adult survivors of bone marrow transplantation. Ann Internal Med 1991; 114: 113–118.
8 Boock, CA, Reddick JE: Taste alterations in bone marrow transplant patients. J Am Diet Assoc 1991; 91: 1121–1122.
9 Gauvreau-Stern JM, Cheney CL, Aker SN, Lenssen P: Food intake patterns and foodservice requirements on a marrow transplant unit. J Am Diet Assoc 1989; 89: 367–372.
10 Driedger L, Burstall CD: Bone marrow transplantation: Dietetian's experience and perspective. J Am Diet Assoc 1987; 87: 1387–1388.
11 Lenssen P, Sherry ME, Chemey CL, Nims JW, Sullivan KM, Stern JM, Moe G, Aker SN: Prevalence of nutrition-related problems among long-term survicors of allogenic marrow transplantation. J Am Diet Assoc 1990; 90: 835–842.

Dr. Andreas Mumm, Klinik für Tumorbiologie, Breisacherstraße 117, D-79106 Freiburg (Deutschland)

Bartsch HH, Mertelsmann R (Hrsg): Knochenmark- und periphere Stammzelltransplantation. Basel, Karger, 1996, pp 98–108

Psychosoziale Rehabilitation nach hämatologischer Stammzelltransplantation

J. Weis, M. Birmele

Onkologische Rehabilitation und Nachsorge, Klinik für Tumorbiologie an der Universität Freiburg i. Br.

Psychosoziale Probleme und Lebensqualität nach hämatologischer Stammzelltransplantation

Die hämatologische Stammzelltransplantation (periphere Blutstammzell- und Knochenmarktransplantation) hat insbesondere bei hämatologischen Systemerkrankungen wie Leukämien oder malignen Lymphomen in den letzten Jahren als Behandlungsmethode zunehmend an Bedeutung gewonnen [1]. Aufgrund der mit hämatologischen Stammzelltransplantationen verbundenen Belastungen ist vor allem die stationäre Behandlungsphase auch unter psychosozialen Aspekten untersucht worden [2], es gibt allerdings nur wenige Arbeiten, die die mittel- und langfristigen psychosozialen Belastungen und die Lebensqualität nach erfolgreicher Stammzelltransplantation untersuchen [3–9].

Psychosoziale Anpassung

In einer prospektiven Längsschnittstudie [9] konnte gezeigt werden, daß Angst- und Depressionswerte im Vergleich zur Normalbevölkerung signifikant erhöht waren, sich im Verlauf der Nacherhebungen jedoch nur unwesentlich veränderten. Soziale Unterstützung durch die Familie ist insbesondere in der Nachsorgephase nach erfolgreicher Knochenmarktransplantation (KMT) gefordert. Die Studien zeigen hier, daß die Anpassung sehr stark vom Verlauf und Gesundheitszustand des Patienten abhängt und in dem Maße besser gelingen kann, in dem Rollen entsprechend den Veränderungen und Einschränkungen neu definiert und ausgefüllt werden können [10]. Ferner weisen einzelne Ergebnisse [11] darauf hin, daß sich die soziale Unterstützung häufig auf enge und bereits über lange Zeit bestehende familiäre oder freundschaftliche Kontakte reduziert. Spezifische Probleme der Sexualität können vor allem im Bereich der Geschlechtsrollenidentität, veränderter Libido sowie auch in funktionellen Sexualitätsstörungen (Erektionsprobleme, Ejakulationsstörungen) auftreten. Einige Studien konnten aufzeigen, daß sexuelle Aktivitäten sowie sexuelle Zufriedenheit im Vergleich zu körperlich gesunden Personen deutlich vermindert sind, wobei sich im Vergleich zu konventionell behandelten Patienten (Chemotherapie) nur unwesentliche Unterschiede nachweisen ließen [12, 13]. Ein bisher stark vernachlässigter Bereich war die Untersuchung möglicher neuropsychologischer Leistungseinschränkungen infolge der

Sexualität

invasiven Behandlung. Hier konnte eine Verlaufsstudie zeigen [14], daß vor allem Ausdauer, abstraktes Denken und Gedächtnisfunktionen beeinträchtigt sind. Im Literaturüberblick stellt sich die berufliche Integration nach KMT – anders als aufgrund der verminderten körperlichen Leistungsfähigkeit erwartet – erstaunlich positiv dar. Übereinstimmend geben verschiedene Studien an, daß zirka drei Viertel der Transplantierten ein Jahr nach erfolgreicher KMT wieder in den Beruf integriert werden konnten; ein großer Teil kehrt wieder an den alten Arbeitsplatz zurück, wobei der Anteil der Teilzeitarbeit deutlich zunimmt [5, 7]. Die Wiedererlangung der Arbeitsfähigkeit stellt für den Patienten einen wichtigen Hinweis für eine gelungene Überwindung der Erkrankung dar und wird übereinstimmend als besonders bedeutsam für die Krankheitsverarbeitung betrachtet [15].

Berufliche Situation

Pilotstudie zur Lebensqualität und psychosozialen Rehabilitation nach hämatologischer Stammzelltransplantation

Querschnittstudie

In einer eigenen Studie zur Lebensqualität nach erfolgreicher Transplantation [16], die in Zusammenarbeit mit der Abteilung Hämatologie/Onkologie der Medizinischen Universitätsklinik Freiburg [1] durchgeführt wurde, untersuchten wir 57 Patienten, die seit 1989 im Transplantationszentrum der Universität Freiburg erfolgreich transplantiert wurden, bezüglich ihrer aktuellen psychosozialen Belastungen, der aktuellen Lebensqualität sowie der Krankheitsverarbeitung. In der Untersuchungsgruppe (37% Non-Hodgkin-Lymphom, 21% akute myeloische Leukämie, 14% chronisch myeloische Leukämie, 9% Morbus Hodgkin, 5% metastasiertes Mammakarzinom, 4% Hodenkarzinom) waren 49% der Befragten autolog transplantiert, während 44% allogen (familiärer Spender) transplantiert wurden; entsprechend dem höheren Mortalitätsrisiko waren allogen Transplantierte von nichtverwandten Fremdspendern nur in 7% der Fälle vertreten.

Lebensqualität

Die Ergebnisse zur Lebensqualität (EORTC-QLQ-C30) [17] zeigen, daß der Grad der körperlichen und seelischen Beeinträchtigung bei etwa der Hälfte der untersuchten Stichproben gering war, während die andere Hälfte deutliche Einschränkungen aufwies.

Wie die Abbildung 1 zeigt, lagen die Einschränkungen vor allem im Bereich allgemeine Erschöpfung (MW = 2,25), soziales Funktionsniveau (MW = 2,09) sowie emotionales Funktionsniveau (MW = 2,08), wobei absolut gesehen diese Werte eher gering sind. In Übereinstimmung mit anderen Arbeiten war die subjektive Beurteilung der globalen Lebensqualität der von uns untersuchten Patienten relativ hoch, wobei dies sicher vor dem Hintergrund der Krankheitsbewältigung und kognitiven Neubewertung der überstandenen Belastungen interpretiert werden muß.

Krankheitsbewältigung

[1] Wir danken an dieser Stelle Prof. Dr. R. Mertelsmann (Leiter der Abteilung Hämatologie/Onkologie der Medizinischen Klinik) für die Kooperationsbereitschaft sowie Prof. Dr. Dr. A. Fauser und PD Dr. Finke für die Unterstützung bei der praktischen Durchführung der Studie.

Abbildung 1

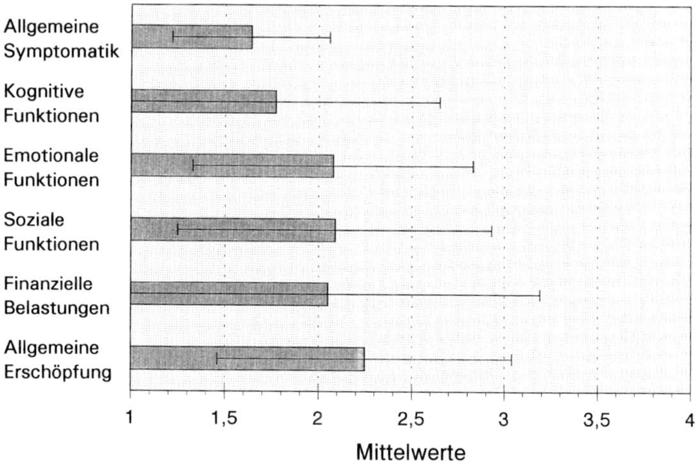

Lebensqualität nach KMT. Ergebnisse ausgewählter EORTC-Skalen. Mittelwerte (1 = überhaupt nicht; bis 4 = stark) und Standardabweichungen.

Änderung der Lebenssituation

Eine Verschlechterung der allgemeinen Lebenssituation wurde am häufigsten für die berufliche Situation (62%) und die Freizeit (39%) angegeben, während sich die Partnerschaft nur in 19% und die familiäre Situation nur in 4% der Fälle verschlechtert hat. Verbesserungen wurden am häufigsten für die Bereiche Familie (36%) und Partnerschaft (34%) angegeben. Die genauere Analyse der Veränderung der Partnerschaft zeigt, daß sich die gefühlsmäßige Beziehung zum Partner eher verbessert (40%), während sich die sexuelle Befriedigung bedingt durch die körperliche Probleme eher verschlechtert hat (42%).

Berufliche Wiedereingliederung

Zum Zeitpunkt der Befragung standen 55% der Befragten im Berufsleben. Die Wiederaufnahme der Berufstätigkeit erfolgte im Durchschnitt nach 6,5 Monaten, wobei die Hälfte der Befragten bereits nach 4 Monaten ihre Tätigkeit wieder aufgenommen hatten. Insgesamt waren 32% voll erwerbstätig, 23% gingen einer Teilzeitarbeit nach, und 12% waren Hausfrau bzw. Hausmann. Frühberentet waren insgesamt 26%, wobei 17% erst nach der KMT frühberentet wurden. Ein Großteil der Erwerbstätigen (83%) gab an, in ihrer beruflichen Leistungsfähigkeit durch die Krankheit oder die Folgen der Behandlung eingeschränkt zu sein, mehr als ein Drittel sogar in starkem bis sehr starkem Ausmaß; als Probleme wurden vor allem Konzentrationsschwierigkeiten, mangelnde Ausdauer sowie Belastbarkeit genannt.

Allgemeine Bewältigung

Insgesamt konnten wir mit unserer Arbeit die Ergebnisse aus zahlreichen Studien bestätigen, die zeigen, daß sich die erfolgreich transplantierten KMT-Patienten erstaunlich gut an die behandlungsbedingten Probleme anpassen und hierbei eine hohe emotionale Flexibilität sowie geringe Depressivität aufweisen. Da es sich bei unserer Studie jedoch um eine Positivselektion handelt, sind die Ergebnisse vorsichtig zu interpretieren. So bestünde die Möglichkeit, daß depressive Patienten vermehrt die Mitarbeit an der Studie verweigern bzw. frühzeitig verstorben sind [18]. Wie oben angemerkt und aus der klinischen Praxis immer wieder zu bestätigen, dürfte das erfolgreiche Überstehen der Belastungen eine positive Verzerrung und Relativierung der aktuellen Situation mit sich bringen, angesichts der starken Belastungen jedoch zugleich auch die erfolgreichsten Verarbeitungsstrategien mobilisieren.

Psychosoziale Rehabilitation nach hämatologischer Stammzelltransplantation

Rehabilitationskonzept

Der Literaturüberblick und die Ergebnisse der eigenen Studie weisen darauf hin, daß Patienten nach hämatologischer Stammzelltransplantation als rehabilitationsbedürftig anzusehen sind, wenngleich der Bedarf an psychosozialer Rehabilitation bislang aufgrund des Fehlens entsprechender Studien bzw. praktischer Erfahrungen nicht genau abgeschätzt werden kann. Die folgenden Ausführungen sollen die Möglichkeiten psychosozialer Rehabilitation im Rahmen eines stationären Rehabilitationsprogrammes erläutern. Ausgangspunkt für die Darstellung sind die Erfahrungen, die mit dieser Zielgruppe in der Klinik für Tumorbiologie gemacht wurden. Es handelt sich dabei um eine erste Konzeption für ein stationäres Rehabilitationsprogramm, das hier in seinen psychosozialen Schwerpunkten dargestellt wird.

Gesundheitsförderung

Eine Reihe von allgemeinen konzeptionellen Gesichtspunkten unserer psychoonkologischen Arbeit sind auch für die Zielgruppe der KMT-Patienten von Bedeutung; das Ansprechen der verschiedenen Dimensionen des Menschen (Emotionen, Kognitionen, Verhalten und Spiritualität) ist hierbei ein ebenso wesentliches Grundprinzip unserer psychosozialen Rehabilitation wie die Förderung und Stärkung gesunder Anteile im Sinne des Konzeptes der Salutogenese [19]. Die Orientierung an den vorhandenen Möglichkeiten und Fähigkeiten des Patienten bildet hier den Ausgangspunkt für die ressourcenorientierte Behandlung. Im folgenden sollen nun der psychosoziale Rehabilitationsbedarf sowie die Interventionsmöglichkeiten dargestellt werden.

Psychosozialer Rehabilitationsbedarf und Ziele psychosozialer Rehabilitation

Rehabilitationsbedarf

Im Bereich der psychosozialen Rehabilitation ergeben sich aus unserer Erfahrung der letzten 2 Jahre eine Reihe von speziellen Problembereichen, die den Rehabilitationsbedarf dieser Patientengruppe markieren:
- Antriebslosigkeit und körperliche sowie psychische Erschöpfung
- Emotionale Probleme (vor allem Depression und Angst)
- Soziale Isolierung und Rückzugstendenz
- Neuropsychologische Leistungseinschränkungen
- Bewältigung der Therapiefolgen allgemein (Aussehen, Selbstwert, etc.)
- Partnerschaftliche Probleme (Libidoverlust, sexuelle Funktionsstörungen, Kinderwunsch bei jüngeren Patienten u. ä.)
- Probleme der beruflichen Integration und Anpassung an zukünftige Veränderungen

– Entwicklung einer Zukunftsperspektive/Lebensplanung unter stark veränderten Lebensbedingungen

Wenngleich sich in dieser Aufzählung auch eine Reihe von allgemein psychosozialen Problemen bei Krebspatienten wiederfinden, ist die Gruppe der Patienten nach hämatologischer Stammzelltransplantation durch eine Reihe von Besonderheiten gekennzeichnet. Zunächst ist ihr Durchschnittsalter, verglichen mit demjenigen von Patienten, die stationäre Rehabilitationsmaßnahmen in Anspruch nehmen, deutlich niedriger. Durch die invasiven Behandlungsmethoden zeigen Patienten nach hämatologischer Stammzelltransplantation häufig ein hohes Maß an körperlicher Erschöpfung sowie je nach Dauer der stationären Akutbehandlung eine Hospitalisierungsproblematik, die sich vor allem durch hohe Passivität, Mangel an Motivation für rehabilitative Angebote und Tendenz zum sozialen Rückzug und Isolation äußert. Differentialdiagnostisch sind diese Zustände oft schwer von Symptomen einer depressiven Reaktion abzugrenzen; sie sind jedoch häufig Ausdruck stark regressiver Bedürfnisse nach Zuwendung und Erholung von den durchgestandenen Strapazen. Sehr häufig finden wir gerade in dieser Phase eine scheinbar paradoxe Reaktion depressiver Verstimmung nach überstandener Transplantation, die sich in den ersten Tagen oder Wochen in der stationären Rehabilitation zeigt. Hier sind für die Patienten die Themen der Unsicherheit über den Behandlungserfolg und die permanente Lebensbedrohung besonders aktuell; diese Problematik bedarf eines einfühlsamem Aufgreifens durch den psychologischen Therapeuten. Gerade in der Anfangsphase der Rehabilitation soll mit dem Patienten die Ausgangsbasis dafür geschaffen werden, daß er mit den Behandlungsfolgen umgehen lernt und schrittweise eine Zukunftsperspektive aufbauen kann.

Depressive Reaktion

Psychosoziale Rehabilitationsziele

Ausgehend von diesen häufig zu Beginn der Rehabilitationsphase anzutreffenden Problemen ist es ein zentrales Ziel der psychosozialen Rehabilitation, den Patienten eine entsprechende Hilfestellung zur Wiedererlangung von aktiven Verhaltensmustern und für die Entwicklung neuer Lebensperspektiven zu geben. Der Abbau sozialer Ängste, die Möglichkeiten, sich mit anderen Patienten über die eigene Situation auszutauschen und die Verbesserung der Kommunikation sind wesentliche Ziele, um einer sozialen Isolation entgegenzuwirken. Bezogen auf die Partnerprobleme kann in der Phase stationärer Rehabilitation vor allem an der Verbesserung der Kommunikation zwischen den Partnern gearbeitet werden, während spezielle Probleme der Sexualität erst in der Phase nach stationärer Behandlung relevant werden und dann einem Fachpsychotherapeuten zugeführt werden sollten. Frühzeitig soll jedoch bereits in der stationären Rehabilitation mit dem Patienten über diese Probleme gesprochen werden, um Problembewußtsein zu fördern und mögliche Lösungsstrategien aufzuzeigen. Die Wiedergewinnung von Selbstsicherheit und Selbstwertgefühl ist für den Patienten eine wesentliche Voraussetzung dafür, die anstehenden Aufgaben sozialer und beruflicher Integration bewältigen zu können. Gegebenenfalls können Hilfestellungen in dem genannten Bereich auch eine wichtige Voraussetzung für weiterführende berufliche Fördermaßnahmen sein. Neuropsychologische Leistungseinschränkungen infolge der invasiven Behandlung sind in ihren Auswirkungen auf die Krankheitsbewältigung und auf die soziale sowie berufliche Integration eher unterschätzt worden. Ein stationäres Rehabilitationsprogramm muß sowohl in der Diagnostik als auch in der Behandlung in besonderem Maße auf diese Problematik eingehen. Hier haben neuropsychologische Trainingsmethoden einen wichtigen Stellenwert, wenngleich bezüglich Fragen der Diagnostik und der differentiellen Indikationsstellung noch viele Unklarheiten bestehen (vergleiche auch die Ausführungen im nachfolgenden Abschnitt).

Interventionsmöglichkeiten psychosozialer Rehabilitation

Einzelbetreuung (psychologische)

Wie die Ausführungen zum Rehabilitationsbedarf bereits deutlich machten, liegt der Schwerpunkt psychosozialer Betreuung von Patienten nach Stammzelltransplantation in der Einzelbetreuung, wobei Gruppeninterventionen natürlich eine sinnvolle Ergänzung erlauben. Der zeitlich begrenzte Rahmen der Rehabilitationsmaßnahme von 4 bis 6 Wochen erfordert die Erstellung einer Problemhierarchie für den Einzelfall, die für die Festlegung realistischer Therapieziele von großer Bedeutung ist. Anfangs gilt es, als wichtigstes Ziel die Motivation für die Mitarbeit in der Rehabilitation zu fördern. Gerade zu Beginn ist es wichtig, eine tragfähige Beziehung aufzubauen, die den Grundstein für die weitere Mitarbeit des Patienten bei unseren Bemühungen legt.

Therapeutische Flexibilität

Da Auftreten und Ausprägungsgrad der oben genannten Problembereiche individuellen und zeitlichen Schwankungen unterliegen, muß die psychosoziale Betreuung den individuellen Bedürfnissen angepaßt werden; dies verlangt sehr viel Flexibilität von den einzelnen Therapeuten. Da immer wieder medizinische Komplikationen auftreten, kann sehr häufig ein aufgestellter Therapieplan nicht in der geplanten Weise durchgeführt werden, müssen kurzfristig neue Ziele definiert und die rehabilitativen Maßnahmen den neuen Umständen angepaßt werden. Unsere Erfahrungen zeigen, daß die Patienten nach hämatologischer Stammzelltransplantation im Vergleich zu anderen Patienten sehr viel stärker das direkte Ansprechen und individuelle Zugehen benötigen, da sie sehr häufig keine Eigenmotivation aufbringen.

Neuropsychologische Diagnostik

Art und Ausmaß der möglichen Problembereiche lassen vor allem eine Diagnostik der neuropsychologischen Einschränkungen als sinnvoll erscheinen. Auf der anderen Seite verfügen wir nicht über eine auf die Probleme dieser Zielgruppe zugeschnittene Diagnostik; ferner erlaubt der in der Regel stark eingeschränkte körperliche Zustand der Patienten oft nicht, eine zeitaufwendige Diagnostik durchzuführen. Entsprechend gilt es, eine praktikable und ökonomische Form zu finden, die zuverlässige Informationen liefert und den Patienten nicht zu sehr belastet. Unsere Erfahrungen zeigen, daß die Patienten der Diagnostik gegenüber um so aufgeschlossener sind, je stärker sie unter neuropsychologischen Einschränkungen leiden und fachgerechte Behandlung wünschen. Wir sind seit einiger Zeit dabei, eine für unsere Zielgruppe geeignete Testbatterie, bestehend aus klassischen Verfahren der neuropsychologischen Diagnostik sowie Intelligenzdiagnostik, zusammenzustellen.

Neuropsychologisches Leistungstraining

Das Training neuropsychologischer Funktionen (vor allem Gedächtnis, abstraktes Vorstellungsvermögen, Aufmerksamkeit) kann in Einzel- oder Gruppensitzungen erfolgen. Die Zuteilung erfolgt bislang nach einem Einzelgespräch über das klinische Urteilsbild des Psychologen. Die von uns eingesetzten Methoden basieren auf alltagsnahen praktischen Übungen, die den Patienten einen spielerischen Zugang ermöglichen und Leistungsdruck möglichst zu vermeiden versuchen.

Neben der Einzelbetreuung durchlaufen die Patienten auch Gruppenangebote. Hier hat es sich aus unserer Sicht als hilfreich erwiesen, die transplantierten Patienten zusammen mit Patienten anderer Indikationsbereiche in das bestehende Gruppenangebot zu integrieren, um der Isolation entgegenzuwirken. Hier steht das gesamte Spektrum therapeutischer Gruppen zur Verfügung (themenzentrierte Gesprächsgruppen, Entspannungsverfahren wie Progessive Muskelentspannung, Autogenes Training oder Visualisierungsübungen sowie kreativtherapeutische Einzel- und Gruppenangebote aus den Bereichen therapeutisches Plastizieren, Mal-, Musik-, Biblio- und Ergotherapie). Neben den genannten, nicht auf spezielle Indikationsgruppen ausgerichteten Gruppenangeboten, planen wir spezielle Gesprächsgruppen für die transplantierten Patienten. Einen wichtigen Stellenwert für diese Patientengruppe nimmt die Sozialberatung ein, da aufgrund der Altersstruktur Fragen beruflicher Integration im Vordergrund stehen, aber auch andere Bereiche der Sozialberatung (ambulante Hilfen, Rentenrecht etc.) sind hier von Bedeutung.

Kunsttherapie

Sozialbetreuung

Angehörigenbetreuung

Die frühzeitige Einbeziehung der Partner oder Familienangehörigen in die psychosoziale Betreuung ist mit Blick auf die nachstationäre Phase der Integration und die Sicherstellung des Rehabilitationserfolgs von Bedeutung. Hier sind die Angehörigen einerseits als selbst betreuungsbedürftige Personen mit ihren eigenen Problemen der Verarbeitung zu sehen und andererseits als Mediatoren für unterstützende Maßnahmen im Alltag miteinzubeziehen. Grundsätzlich wird gegen Ende der Rehabilitationsmaßnahme auch dem Partner der Patienten ein abschließendes Gespräch angeboten.

Im folgenden soll exemplarisch der Ablauf des Rehabilitationsprogramms für Patienten nach hämatologischer Stammzelltransplantation aus psychosozialer Perspektive dargestellt werden, um die strukturellen und organisatorischen Aspekte sowie die interdisziplinäre Abstimmung des gesamten Programms zu verdeutlichen.

Kontaktaufnahme

Nach der Aufnahme durch Arzt und Pflegepersonal wird jeder Patient in den ersten zwei bis drei Tagen seines Aufenthaltes in unserer Klinik in die psychologische Sprechstunde geschickt. Der Psychologe verfügt zu diesem Zeitpunkt über die wichtigen medizinischen Informationen, die er durch den Arzt und das Pflegepersonal erhält; diese Informationen sind für die Planung der psychosozialen Interventionen wichtig und sollten bereits beim ersten Kontakt mit dem Psychologen zur Verfügung stehen. Bereits hier wird die Notwendigkeit einer engen Zusammenarbeit der verschiedenen Bereiche deutlich. Die Sprechstunde dient einer ersten Kontaktaufnahme, dem Abbau möglicher Ängste oder Mißtrauen und der Festlegung eines ersten Behandlungsplans. Weiterhin müssen in der Sprechstunde diesen Patienten mehr Zeit bzw. sogar gesonderte Termine eingeräumt werden, da die diagnostische Abklärung einen größeren Stellenwert einnimmt und die Herstellung des therapeutischen Kontakts für die weitere Planung der Rehabilitation von besonderer Bedeutung ist. Ausgehend von den individuellen Interessen, aber auch von körperlichen Einschränkungen der Patienten wird dann ein entsprechendes Therapieprogramm zusammengestellt. Unserer Erfahrung nach benötigen gerade diese Patienten eine klare Empfehlung psychosozialer und kreativtherapeutischer Angebote, da in der Regel Interesse und Motivation erst aufgebaut werden müssen. Für den weiteren Rehabiliationsverlauf werden wöchentliche Einzelgespräche mit dem Patienten vereinbart. Die Dauer dieser Gespräche liegt je nach Bedarf zwischen 15 und 50 min. Da wir bis auf wenige Angebote (neuropsychologisches Training, themenzentrierte Gesprächsgruppe) keine klaren Indikationsstellungen besitzen, bedarf der zu Beginn angesetzte Therapieplan der prozeßbegleitenden Kontrolle und der Überprüfung durch diese Gespräche. Nach Absprachen mit den Therapeuten aus den unterschiedlichen Bereichen werden notwendige Veränderungen durchgeführt, so daß den möglicherweise veränderten individuellen Bedürfnissen Rechnung getragen werden kann. Aus der Erfahrung in den letzten 2 Jahren hat sich gezeigt, daß gerade in der Anfangsphase (Diagnosephase) ein engmaschiger Kontakt mit dem Patienten sehr hilfreich ist.

Rehabilitationsplanung

Aufgrund der Besonderheiten der Zielgruppe ist – wie mehrfach betont – ein besonderes Augenmerk auf die Problematik der sozialen Isolierung und des Rückzugs zu richten; dies geschieht einerseits durch die kontinuierlich aufsuchende Begleitung und andererseits durch gezielte Maßnahmen im Bereich des Klinikalltags (Mahlzeiten u. ä.) zur Förderung der sozialen Integration und der Freizeitgestaltung.

Ambulante Weiterbetreuung

Eine zentrale Aufgabe der psychosozialen Betreuung der Rehabilitationsmaßnahme besteht darin, die Notwendigkeit weiterer psychosozialer Unterstützung abzuklären. Sehr oft kann in der Phase der stationären Rehabilitation nur eine erste Basis für die Krankheitsbewältigung und individuelle Anpassung an die veränderten Lebensbedingungen geschaffen werden, die einer Stabilisierung durch Nachsorge-Angebote bedarf. Da die ambulante psychosoziale Nachsorge für onkologische Patienten im allgemeinen, besonders aber für diese Zielgruppe der KMT-Patienten ungenügend ist, gibt es hier oftmals keine weitergehenden Hilfen, zumal die ambulante Psychotherapie nur in wenigen Fällen angezeigt erscheint. In der konkreten Arbeit in unserer Klinik wird dem Patienten grundsätzlich die Adresse der nächstgelegenen psychosozialen Beratungsstelle für Krebskranke und deren Angehörige mitgegeben. Wenn es im Einzelfall sinnvoll erscheint, weisen wir, ähnlich wie bei Patienten anderer Diagnosegruppen, auch auf Selbsthilfegruppen hin.

Strukturelle Rahmenbedingungen

Kommunikationsstrukturen

Ein integrativer, ganzheitlicher Behandlungsansatz mit entsprechenden Formen der Koordination und Kommunikation ist ein Grundprinzip psychosozialer Rehabilitation. Die vorhandenen Teamstrukturen zur Sicherstellung der Koordination und Integration der verschiedenen Therapeuten

Rehabilitationsteam

sowie der regelmäßige Austausch in der Phase der Diagnostik, Therapie und Entlassung sind gerade im Hinblick auf eine Zielgruppe, die an alle Behandler komplexe Anforderungen stellt, von Bedeutung. Die psychosoziale Rehabilitation als integraler Bestandteil eines Gesamtkonzeptes benötigt strukturelle Rahmenbedingungen, die den Informationsaustausch ermöglichen und prozeßbegleitend den Rehabilitationsablauf steuern können. So wird die Arbeit der einzelnen Abteilungen unseres Hauses im Rahmen von wöchentlichen Besprechungen (Stationskonferenzen) koordiniert. In diesem Rahmen treffen sich die zuständigen Ärzte und Oberärzte, die Physiotherapeutin, der Sporttherapeut, die Ernährungsberaterin, das Pflegepersonal, der Stationspsychologe und Vertreter der Kreativtherapie, um vorhandene Probleme zu besprechen und ein ganzheitliches individuelles Behandlungskonzept zu erarbeiten. Im Rahmen von Fallbesprechungen finden in regelmäßigen Abständen eine Überprüfung und eventuell notwendige Anpassung des Rehabilitationsablaufes statt. Das individuelle psychosoziale Behandlungskonzept wird immer wieder reflektiert, und notwendige Veränderungen werden besprochen. Der zuständige Stationspsychologe hat für den ganzen Bereich der psychosozialen Rehabilitation eine koordinierende Funktion.

Weiterentwicklung und Forschungsfragen psychosozialer Rehabilitation nach hämatologischer Stammzelltransplantation

Die Durchsicht der einschlägigen Forschungsliteratur hat gezeigt, daß sich die psychosoziale Rehabilitation von Patienten nach hämatologischer Stammzelltransplantation noch in Entwicklung befindet und weiter optimiert werden muß. Nach unseren bisherigen Erfahrungen liegen auch für diese Patientengruppe in einer integrierten und ganzheitlichen Rehabilitation zahlreiche Möglichkeiten. Die psychosoziale Behandlung in der onkologischen Rehabilitation ist im wesentlichen geprägt von einer kontinuierlichen Einzelbetreuung. Die Klärung der Frage von gezielt auf diese Gruppe abgestimmten Gruppenangeboten bedarf nach unserem bisherigen Kenntnisstand noch weiterer Erfahrung. Eine genaue Diagnostik und Indikationsstellung für psychosoziale Intervention (z. B. bei neuropsychologisch/kognitiven Defiziten) erscheinen notwendig, um die einzelnen Interventionen gezielter zuweisen zu können. Da uns geeignete Instrumente momentan noch nicht zur Verfügung stehen, muß eine wesentliche Zielsetzung darin bestehen, solche diagnostischen Verfahren zu entwickeln bzw. vorhandene Verfahren zu adaptieren. Nach den bisherigen Ausführungen dürfte deutlich geworden sein, wie wichtig eine wissenschaftliche Begleitung im Sinne der Prozeß- und Ergebnisevaluation ist, um die Erfahrungen in der Pilotphase bereits systematisch auswerten und nutzen zu können. Während eine psychosoziale Basisdokumentation von Anfang an erfolgte, werden derzeit die Instrumente für eine Prä-post-Erhebung des psychosozialen Status des Patienten entwickelt. Eine Studie zur aktuellen Lebenssituation und Lebensqualität der bisher in unserer Einrichtung behandelten Patientengruppe wird derzeit durchgeführt.

Differentielle Indikationsstellung

Qualitätssicherung

Evaluation

Gerade an dieser Zielgruppe zeigt sich die Notwendigkeit rehabilitationswissenschaftlicher Forschung, die in diesem Bereich weitestgehend defizitär ist. Es existieren nur wenige Arbeiten über Langzeitfolgen bei erfolgreich Transplantierten; da die periphere Stammzelltransplantation relativ jung ist, haben wir bezüglich dieser Gruppe wenige Hinweise auf den Rehabilitationsbedarf und den Längsschnittverlauf. Prospektive Studien sind selten und weisen häufig methodische Probleme auf. Gezielte Studien zum Bedarf an psychosozialer Rehabilitation nach hämatologischer Stammzelltransplantation gibt es nur vereinzelt. Ähnlich wie auch in anderen Bereichen der Psychoonkologie gilt es zu untersuchen, inwieweit mit entsprechenden psychosozialen Interventionen, wie sie hier beschrieben wurden, die psychosozialen Probleme und Behandlungsbefunde beeinflußt werden können und der Rehabilitationserfolg verbessert werden kann. Im Hinblick auf eine Klärung differentieller Indikation sollten vor allem besonders behandlungsbedürftige Subgruppen frühzeitig identifiziert werden, um möglicherweise noch in der stationären Behandlungsphase im Sinne einer Frührehabilitation entsprechende Interventionen einzuleiten. In Katamnesestudien sind dann mittel- und langfristige Effekte des Rehabilitationsprogramms zu überprüfen.

Literatur

1 Schaefer U, Beelen U: Knochenmarktransplantation. Basel, Karger, 1991.

2 Neuser J: Psychische Belastung unter Knochenmarktransplantation. Frankfurt a. M., Lang, 1989.

3 Andrykowski MA, Greiner CB, Altmaier EM, Burish TG, Antin JH, Gingrich R, McGargile C, Henslee-Downey PJ: Quality of life following bone marrow transplantation: Findings from a multicentre study. Br J Cancer 1995; 71: 1322–1329.

4 Andrykowski MA, Henslee PJ, Farral MG: Physical and psychosocial functioning of adult survivors of allogenic bone marrow transplantation. Bone Marrow Transplant 1989; 4: 75–81.

5 Chao NJ, Tierney DK, Bloom JR, Long GD, Barr TA, Stallbaum BA, Wong RM, Negrin RS, Horning SJ, Blume KG: Dynamic assessment of quality of life after autologous bone marrow transplantation. Blood 1992; 80: 825–830.

6 Lesko LM, Ostroff JS, Mumma GH, Mashberg DE, Holland JC: Long-term psychological adjustment of acute leukemia survivors: Impact of bone marrow transplantation versus conventional chemotherapy. Psychosom Med 1992; 54: 30–47.

7 Vose JM, Kennedy BC, Bierman PJ, Kessinger A, Armitage JO: Long-term sequelae of autologous bone marrow of peripheral stem cell transplantation of lymphoid malignancies. Cancer 1992; 69: 784–789.

8 Wolcott DL, Wellisch DK, Fawzy FI, Landverk J: Adaption of adult bone marrow transplant recipient long-term survivers. Transplantation 1986; 41: 478–484.

9 Syrjalä KL, Chapko MK, Vitaliano PP, Cummings C, Sullivan KM: Recovery after allogenic marrow transplantation: Prospective study of predictors of long-term physical and psychosocial functioning. Bone Marrow Transplant 1993; 11: 319–327.

10 Zabora JR, Smith E, Baker F, Wingard J, Curbow B: The family: The other side of bone marrow transplantation. J Psychosoc Oncol 1992; 10: 35–46.

11 Bergerhoff P, Hertenstein B, Cierpka M: Die Bedeutung der Familie für die Rehabilitation knochenmarktransplantierter Patienten. System Familie 1989; 2: 82–89.

12 Mumma GH, Mashberg D, Lesko LM: Long-term psychosexual adjustment of acute leukemia survivors: Impact of bone marrow transplantation versus conventional chemotherapy. Gen Hosp Psychiatry 1992; 14: 43–55.

13 Wingard JR, Curbow B, Baker F, Zabora J, Piantadosi S: Sexual satisfaction in survivors of bone marrow transplantation. Bone Marrow Transplant 1992; 9: 185–190.

14 Meyers C, Weitzner M, Byrne K, Valentine A, Champlin R, Przcpiorka D: Evaluation of the neurobehavioral functioning of patients before, during and after bone marrow transplantation. J Clin Oncol 1994; 12: 820–826.

15 Altmaier EM, Gingrich RD, Fyfe MA: Two-year adjustment of bone marrow transplant survivors. Bone Marrow Transplant 1991; 7: 311–316.

16 Weis J, Wetzlar V, Fauser A: Psychosoziale Belastungen und Lebensqualität bei Patienten nach Knochenmarktransplantation (in Vorbereitung).
17 Aaronson N, Ahmedzai S, Bergman B, Bullinger M, et al: The European Organization for Research and Treatment of Cancer QLQ-C30: A quality of life instrument for use in international clinical trials in oncology. J Nat Cancer Inst 1993; 85,5,3: 365–376.
18 Tschuschke V, Pfleiderer K, Denzinger R, Hertenstein B, Kächele H, Arnold R: Coping bei Knochenmarktransplantation. Ein Beitrag zur Frage des «geeigneten» versus «ungeeigneten Copings». PPMP 19994; 44: 346–354.
19 Antonovsky A: Unraveling the Mystery of Health. San Francisco, Jossey-Bass, 1987.

PD Dr. phil. Joachim Weis, Psychosoziale Abteilung, Klinik für Tumorbiologie,
Breisacherstraße 117, D-79106 Freiburg (Deutschland)

Bartsch HH, Mertelsmann R (Hrsg): Knochenmark- und periphere Stammzelltransplantation.
Basel, Karger, 1996, pp 109–120

Psychische und psychosexuelle Probleme bei onkologischen Patienten

Andreas Spengler

Niedersächsisches Landeskrankenhaus Wunstorf

Psychiatrische Erkrankungen

Psychosexuelle Störungen

Der folgende Beitrag beschreibt allgemein psychiatrische Erkrankungen und psychosexuelle Störungen bei onkologischen Patienten. Auf spezielle Fragen bei überlebenden Patienten nach Knochenmarktransplantion (KMT) wird nicht eingegangen werden. Die Darstellung soll in die Problematik einführen und Anstöße für die Entwicklung einer umfassenderen Behandlung der Patienten geben.

Lebensqualität

Die Integration psychiatrischer, psychosomatischer und sexualwissenschaftlicher Kompetenz ist bei anderen onkologischen Problemen auch im deutschsprachigen Raum weiter gediehen, und sie folgt der Erkenntnis, daß Indikation, Behandlung, Rehabilitation die psychischen und sexuellen Störungen nicht ausblenden dürfen, um nicht das Gesamtergebnis, die Lebensqualität der Patienten, zu gefährden. Dies gilt im Sinne einer umfassenderen Qualitätssicherung sicher auch für KMT-Patienten. Zur allgemeinen Einführung in psycho-onkologische Fragen seien das Buch von Meerwein [10] und die Arbeiten von Gaus und Köhle [5] und Joraschky und Köhle [8] empfohlen. Speziell auf sexuelle Störungen bei onkologischen Patienten und chronisch Kranken gehen die von Comfort [3] und Schover und Jensen [13] herausgegebenen Bücher ein, auf sexualtherapeutische und Beratungsfragen unter anderen Hertoft [6].

Einführende Überlegungen

Lebensbedrohung

Lebensbedrohende Erkrankungen und ihre *invasiven Behandlungen* lösen massive psychische Krisen aus. Die Erfahrung bei unterschiedlichsten Krebsleiden zeigt, daß die Auswirkungen alle Lebensbereiche treffen, nicht nur Beruf und wirtschaftliche Existenz, sondern vor allem Familie und Partnerschaft, und daß innerpsychisch auch im Normalfall Krisen durchlaufen werden. Diese werden oft in typischen Phasen beschrieben. Allgemeine *psychosexuelle Störungen* und erkrankungsspezifische *sexuelle Funktionsstörungen* sind zugleich Ausdruck der allgemeinen Krisenverarbeitung und spezieller Anknüpfungspunkt für die psychischen Störungen. Veränderungen des Selbstbildes und Infragestellungen der Identität als Mann oder Frau stehen neben speziellen Funktionsverlusten.

Vieles spricht dafür, daß spezielle Funktionseinbußen wie hormonelle Veränderungen, Infertilität oder Störungen an den Genitalorganen nur Teilprobleme sind, an denen sich allgemeine psychosexuelle Störungen und die Grundfrage des Überlebens quasi festmachen. Psychisch vorbelastete Patienten, auch Suchtkranke, und gerade in ihrer Sexualität unsichere Menschen unterliegen erhöhten Störungsrisiken.

Auch im «Normalfall» rechnen Übersichtsarbeiten, die sich mit den längerfristigen Folgen befassen, bei Krebserkrankungen in gut einem Viertel bis zu einem Drittel mit einer ernsten psychiatrischen Morbidität als Erkrankungs- und Behandlungsfolge. Die Verarbeitung wird häufig erschwert, weil Patienten wenig oder keine präventiven Hilfen erhalten, weil psychische und sexuelle Störungen erst längerfristig auftreten und über Jahre hin andauern und weil Partner nur selten gezielt einbezogen werden. Somit resultieren je nach Persönlichkeit, sozialer Unterstützung, professioneller Unterstützung und Behandlungsfolgen in vielen Fällen erhebliche Einbußen in der Lebensqualität. Letztlich bleiben wohl die von den Erkrankungen selbst ausgehenden Bedrohungen, die Frage des Überlebens das größte Problem, abhängig natürlich von der Prognose.

Tabelle 1 gibt in Anlehnung an eine Übersicht von Holland [7] eine Auflistung der psychischen Störungen nach onkologischen Erkrankungen.

Psychoreaktive Störungen

Die *psychoreaktiven Störungen* stehen im Mittelpunkt. Zu beachten ist, daß viele Autoren die längerfristig auftretenden depressiven Erkrankungen

Tabelle 1 Psychische Störungen nach onkologischen Erkrankungen

Psychoreaktive Störungen/affektive Störungen
- Depressive Anpassungsstörungen
- Vitale depressive Erkrankungen (Major Depression, depressive Episoden)
- Posttraumatische Belastungsstörungen
- Spezielle Angstsyndrome
- Spezielle somatoforme Störungen
- Komplizierung bei Persönlichkeiten
- Kurze reaktive Psychosen, paranoide Reaktionen
- Sonstige

Psychosexuelle Störungen (siehe Tabelle 3)

Auslösung sonstiger Psychosen
- Entzugssyndrome bei Abhängigkeit
- Sonstige

Zentralnervöse Komplikationen
- Delirante Reaktionen (exogene Psychosen)
- Chronische organische Psychosen
- Hirnmetastasierung

Psychiatrische Notfallsituationen
- Non-Compliance
- Unkontrolliertes Verhalten
- Suizidalität
- Substanzgebundener Mißbrauch/Sucht

von Schwere und Ausmaß her der «Major Depression» im Sinne des DSM III ff. zuordnen; in der neueren Terminologie der ICD 10 gehören sie zu den depressiven Episoden mit somatischen Symptomen. Die Erkrankungen gehen also über eine depressive Anpassungsstörung hinaus und sind dringend – auch mit Psychopharmaka – behandlungsbedürftig. Unter den Notfallsituationen sind auch Behandlungsabbrüche und Non-Compliance zu nennen. Sicher bestehen zwischen den Störungsebenen Übergänge, beispielsweise zwischen krisenhaften und hingezogenen Anpassungsstörungen (vergleiche auch den Begriff des «stress response syndrome») und schweren Angstsyndromen und Depressionen.

Klinisch ist auch bekannt, daß viele der Reaktionen erst bei gezielter psychiatrischer Exploration in einem geeigneten Setting erfragbar sind und daß viele Patienten es vermeiden oder dazu schwer imstande sind, ihre psychischen und sexuellen Störungen zu benennen. Offenbar erleben Patienten es ohne geeignetes Gesprächsangebot oft auch als problematisch, sich zusätzlich zu ihrem Grundleiden noch als psychisch labil, hilfebedürftig oder gar gestört zu zeigen.

Psychodynamik

Die zugrundeliegende Psychodynamik wurde in ganz unterschiedlichen Begriffssystemen beschrieben, zum Teil in tiefenpsychologischer Terminologie, zum Teil auf der Verhaltensebene und in den Kognitionen. Auf Einzelheiten kann hier nicht eingegangen werden.

Wahrnehmung

Vereinfacht können die Phasen der Abwehr und Bewältigung wie folgt beschrieben werden (Tab. 2): Bei der *Auslösung* spielen nicht allein objektive Verluste und Bedrohungen, sondern vor allem die subjektive Wahrnehmung die entscheidende Rolle. Auch die tatsächlich angebotene und zur Verfügung stehende Information ist zu beachten. Inadäquate Informationsvermittlung erschwert die Verarbeitung.

Krankheitsverarbeitung

Bei den Phasen der *Krankheitsverarbeitung* können aktive und passive Reaktionen beobachtet werden, häufig folgen auf eine initiale Schockphase erst die Stadien schwerer Angst und Verunsicherung und spätere Reaktionen der Depression. Zwischenschritte der aggressiven Verarbeitung und der teilweisen oder völligen Verleugnung werden häufig beobachtet. Gerade die Verleugnungsreaktionen, das typische, scheinbar emotionslose Halbwissen der Patienten sind psychodynamisch als adaptive, schützende Abwehrmechanismen interpretiert worden.

In der *Folge* können ebenso schwere psychische Erkrankungen und maladaptive Reaktionen bestehen bleiben, wie es zu einer teilweisen oder weitgehenden Bewältigung kommen kann.

Regelhaft führen *Rezidive* und Behandlungskrisen zu einer Wiederbelebung der Reaktionen und Störungen und lösen die initialen Erlebnisse von Schock und Angst auf noch schwererem Niveau aus.

Psychosexuelle Störungen und spezielle sexuelle Funktionsbehinderungen sind nur im Kontext dieser Abläufe zu verstehen, auch wenn vordergründig einzelne, körperlich faßbare Funktionsverluste oder Symptome das Bild bestimmen mögen.

Die klinische Arbeit mit Patienten, die invasive Genitaloperationen hinter sich haben [13–15] zeigte, daß die Störungsebenen differenziert betrachtet werden müssen, daß die Patienten auch nach schweren Eingriffen sehr

Tabelle 2 Psychische Anpassung und Bewältigung bei malignen Erkrankungen

Auslösung/Verursachung/Wiederbelebung bei Progredienz	
Real – subjektiv perzipiert: Bedrohung/Verlust	
Überleben	
Gesundheit	
Körperteile/-funktionen	
sensorische, motorische Funktionen	
Selbständigkeit/Autonomie	
Sexualität (sexuelle Identität/Funktionen/Verhaltensmöglichkeiten)	
Beziehungen (Partner/Familie/Freunde)	
Soziale Funktionen (Beruf/Freizeit u. a.)	
Verlaufsaspekte	
Schock	
Erstarrung	
Agieren	
Betäubung	
(Psychose)	
	Hilfesuche
	Informationssuche
	Diagnostik/Behandlung
Angst	
Rationalisierung	
Unterdrückung	
«Middle knowledge»	
Verleugnung	
	Aggression/Kampf
	Verhandeln
	Teilverzicht
	Verzicht
Depressionen	
Suchtverhalten	
Suizidalität	
Rückzug	
Selbstbeobachtung	
Fixierung auf Teilsymptome	
Psychosexuelle Störungen	
Chronifizierung	
	Kompromiß
	Kompensation
	Teilverzicht
	Verzicht
	Trauer
	Annahme

unterschiedlich reagieren und daß die organisch faßbaren, z. B. vasomotorischen oder peripher-neurologischen Funktionsbehinderungen, vor allem auch hormonelle Veränderungen, in ihrer Auswirkung auf psychosexuelle Reaktionen und Verhalten relativiert werden müssen. Auch reagieren Männer und Frauen unterschiedlich.

Deutlich wird in den Übersichtsarbeiten und nach eigenen klinischen Eindrücken, daß eingreifende Strahlentherapien im Bereich der peripheren Genitalorgane bleibende Funktionsdefizite nach sich ziehen, ebenso wie radikale Operationen im kleinen Becken, welche die vegetative Steuerung peripherer sexueller Funktionen aufheben oder stören. Entsprechend invasiv behandelte Patienten bleiben in ihrer Sexualität häufig dauerhaft schwer beeinträchtigt. Andere Störungsebenen aber sind unspezifischer und ausdrücklich unabhängig von den peripheren organischen Funktionen. Eine Übersicht über die wichtigsten Störungen gibt Tabelle 3.

Vermeidung

Auf der Verhaltensebene werden vor allem *Vermeidungsreaktionen* sichtbar. Sie sind auch in den Erlebnissen und der gedanklichen Verarbeitung der Patienten nachvollziehbar. Emotional und in den innerseelischen Reaktionen spielen *Inappetenz* und *aversive Reaktionen* eine zentrale Rolle: Als eigentliche psychosexuelle Störungsebene stehen sie im Mittelpunkt der Verarbeitung.

Inappetenz

Funktionsstörung

Die verschiedenen *Funktionsstörungen* können, wie die umfangreiche Literatur über sexuelle Funktionsstörungen zeigt, psychogen und partnerbezogen determiniert sein. Sie sind im Zusammenhang mit Vermeidung und Unlust häufig aus einem sich selbst verstärkenden psychologischen Ablauf erklärbar, in dem sich eine Chronifizierung einstellen kann. In einem Selbstverstärkungsmechanismus werden ängstliche Erwartungshaltung, Versagensangst, beobachtete Funktionsstörung, verstärkte Angst, Selbstbeobachtung usw. zu einem Circulus vitiosus, der später durch Vermeidungsreaktionen fixiert wird.

Sexualberatung

Partnerbeziehung

Diese Überlegungen spielen für die *früh ansetzende Sexualberatung* eine wichtige Rolle, weil Angst und Fehlinformationen häufig unnötig zu einem sexuellen Rückzug, zu vorzeitigen Vermeidungsreaktionen, zu einer Nichtverständigung der Partner führen, ohne daß mehr vorliegt als verständliche, vorübergehende psychosexuelle Reaktionen wie Unlust, Unsicherheit und ohne daß psychogene oder situative Funktionsstörungen schon einen irreversiblen Funktionsverlust bedeuten. Auch in der Rehabilitation wird es wichtig, über Beratung und Aufklärung Hilfestellung zur Vermeidung unnötiger Rückzugsreaktionen und Chronifizierung psychosexueller Störungen zu geben. Spezielle *Sexualtherapie* wird nur in wenigen schwierigen Fällen erforderlich.

Sexualtherapie

Funktionsbehinderung

Ohne daß es immer möglich sein wird, hier eine genaue ätiologische Abgrenzung zu geben, scheint es sinnvoll, *körperlich begründete Funktionsbehinderungen* von den Funktionsstörungen abzugrenzen. Zu den organischen Funktionsbehinderungen zählen z. B. intravaginale Schmerzen (Dyspareunie) nach Bestrahlung, peripher-neurologisch faßbare Erektionsbehinderungen oder Ejakulationsstörungen etwa nach retroperitonealen Lymphadenektomien, auch durch Wegnahme von Organen bedingte direkte Funktionsverluste.

Von der Ätiologie her kann man vereinfachend fakultative und mehr oder minder unvermeidbare Funktionsbehinderungen unterscheiden, vom Verlauf her vorübergehende und chronifizierte Störungen (abgesehen von primären und erworbenen Störungen, situativen und partnerabhängigen Problemen usw.). Diese Unterscheidung vereinfacht eigentlich

Tabelle 3 Symptomatik sexueller Störungen nach invasiver Behandlung onokologischer Erkrankungen

Psychosexuelle Störungen	
Vermeidungsreaktionen Abbruch verbaler Verständigung Nichtansehen, Nichtberühren Vermeidung – nichtsexueller Zärtlichkeit – sexueller Stimulation des Partners – des Geschlechtsverkehrs – der Masturbation	
Inappetenz und aversive Reaktionen Unlust Selbstbeobachtung Erwartungsangst Versagensangst Passivität, Initiativlosigkeit Zwanghaftigkeit Ekel, Widerwillen	
Speziell auf die Sexualität bezogene Angst – vor Schmerz – vor Verletzung – vor Auslösung eines Rezidivs – vor «Ansteckung» des Partners	
Sonstige Verhaltensänderungen Forcierter Erfolgsdruck Hyperaktivität Sexualisierung anderer Beziehungsbereiche	
Funktionsstörungen/Funktionsbehinderung	
Männer	*Frauen*
Erregungsstörungen	Erregungsstörungen
Erektion	Lubrikation
Ejaculatio praecox	–
Verzögerter Orgasmus, Orgasmusstörung	Verzögerter Orgasmus, Orgasmusstörung
Ejakulationsstörungen	–
Schmerzreaktionen	Dyspareunie
–	Vaginismus

bereits und ist dadurch zu relativieren, daß viele Patienten seitens ihrer Funktionsbehinderungen nicht total gestört sind, daß Restfunktionen erhalten bleiben und daß häufig psychogene Überlagerungen eintreten, durch die letztlich zu potentiellen Restfunktionen kein Zugang mehr bleibt. Zwischen unspezifischen psychosexuellen Störungen einerseits und spezifischen Funktionsstörungen und Funktionsbehinderungen andererseits bleibt also zu unterscheiden. Es gibt viele Patienten, die funktionsbehindert sind, aber nicht inappetent oder vermeidend reagieren und über längere Sicht Restfunktionen erhalten und erleben. Auch sind Funktionen wie Erektion, Lubrikation, Emission/Ejakulation, Orgasmuserleben, nachorgastische Reaktionen, natürlich auch Fertilität, je für sich zu betrachten.

Zur Illustration sei aus eigenen früheren Untersuchungen und der Literatur mitgeteilt, daß Patienten nach konventioneller radikaler Prostatektomie erektionsfähig blieben (um 15%) oder zumindest partielle Erektionen hatten (um 30%), daß viele orgasmusfähig blieben (um 40%) und daß etwa die Hälfte der Patienten trotz ihrer Funktionsdefizite Vermeidungsreaktionen gegenüber ihren Partnerinnen überwanden [15].

Bei genauem Hinsehen werden die Zusammenhänge noch komplexer: Psychiatrische Morbidität und psychosexuelle Störungen bedingen sich gegenseitig in mehrfacher Hinsicht: Einer der zentralen Zusammenhänge liegt darin, daß *Angst und Depressivität* durch die subjektiv erlebten Bedrohungen des Selbsterlebens als Mann oder Frau, durch Infragestellungen der ungestörten Sexualität, durch erlebte Funktionsstörungen und Verhaltensprobleme ausgelöst bzw. verstärkt werden.

Angst
Depressivität
Selbsterleben

Zugleich aber sind Angst und klinisch behandlungsbedürftige Depressionen Auslöser und Teilursache psychosexueller Störungen. Inappetenz und Initiativlosigkeit sind typische depressive Symptome. Depressionen verändern das Verhalten nicht nur in der Sexualität und Partnerbeziehung, sie tangieren auch die realistische Verarbeitung ärztlicher Informationen und die gesamte Krankheitsverarbeitung.

Bei Hinzutreten spezifischer und chronischer *sexueller Störungen oder Funktionsbehinderungen* werden die allgemeine Bewältigung des Grundleidens erschwert, die Lebensqualität erheblich gemindert, Depressivität verstärkt. Meist ist dabei die Partnerbeziehung stark involviert.

Progredienz

Bei jeder *Progredienz* des Grundleidens erhöht sich der psychische Druck, verstärken sich Angstsyndrome, häufen sich depressive Verarbeitungen und wird wiederum die Überwindung psychosexueller Störungen erschwert. Hinzu kommt, daß maligne Erkrankungen und ihre Behandlung auch direkte *zentralnervöse Auswirkungen* haben können, z. B. in Form paraneoplastischer Syndrome, bei Metastasierung, und somit nicht nur akute delirante, sondern auch subakute hirnorganische Störungen bedingen, die unter anderem das Gepräge einer Demenz, aber auch einer organischen Depression haben können und von nicht hirnorganischen Depressionen unter Umständen schwer abzugrenzen sind. In diesem Zusammenhang ist kritisch nach den unerwünschten Arzneimittelwirkungen (UAW) von Zytostatika zu fragen. Daneben verändern viele *Pharmaka* in den peripheren vegetativen Regelkreisen die sexuellen Funktionen, z. B. Antihypertensiva, Antidiabetika, viele Psychopharmaka.

ZNS

Delir
Demenz

Weitere Komplizierungen ergeben sich bei *prämorbid* bereits psychiatrisch erkrankten, suchtkranken und/oder persönlichkeitsgestörten Patienten, bei akuten Fehlreaktionen wie Suizidversuchen oder Behandlungsabbruch.

Auch psychische und sexuelle Störungen auf seiten der Partner sind zu beachten, da sie unmittelbar mit den Störungen der Patienten verbunden sind.

Probleme bei überlebenden KMT-Patienten

Vor diesem Hintergrund kann auf einige Probleme hingewiesen werden, wie sie sich nach der Literatur häufig bei überlebenden KMT-Patienten zeigen. Dabei kann auf die Probleme von Jugendlichen und Heranwachsenden nicht eingegangen werden. In einer Literaturübersicht weist Andrykowski [1] auf die wichtigsten psychiatrischen und psychosozialen Probleme hin: Die KMT ist in den meisten Fällen eine letzte therapeutische Option nach Versagen anderer Behandlungen. Die *Heilungsprognose* ist für viele der Patienten sehr schlecht. In einem Teil der Fälle wird Knochenmark von engen Verwandten eingesetzt. Dies kann psychische Konflikte auslösen. Die Behandlung ist lang, isoliert die Patienten, sie bleiben längerfristig bedroht, stehen gewissermaßen unter einem chronischen Streß.

Nicht zufällig wird bei den rehabilitativen Überlegungen nur noch von den KMT-Survivors gesprochen. Auch sie sind von erheblichen Spätfolgen betroffen. Andrykowski [1], auf dessen Arbeiten auch andere Beiträge dieses Bandes eingehen, nennt unter anderem kognitive und zentralnervöse Störungen sowie Störungen im Urogenitalbereich, und aus der Literatur resultieren viele Hinweise auf psychische Störungen mit den von anderen onkologischen Patienten bekannten Symptombereichen Angst, Depression, Schlafstörungen, Aggressivität, Non-Compliance, Agieren, aber auch psychotische Reaktionen. Aus der Literatur ergeben sich – bei kleinen Fallzahlen und je nach Methodik noch nicht konsistent – für die Warte- und die Therapiephase Hinweise auf gehäufte ernste *depressive Verstimmungen* und teilweise schwere *Angstsymptomatik*. Auch bestätigt sich, daß einzelne Patienten aufgrund neurotoxischer Wirkungen der Therapie mit deliranten und anderen *hirnorganischen Störungen* belastet sind. Auch Ciclosporin wird in diesem Zusammenhang genannt. Signifikante kognitive, motorische und emotionale Störungen wurden auch in Verlaufsstudien nachgewiesen. Nach einigen Studien bestehen diese auch längerfristig, z. B. in Form allgemeiner hirnorganischer Leistungseinbußen. Diese werden auch in Zusammenhang mit der Ganzkörperbestrahlung gesehen.

Noch deutlicher wird in einer Übersichtsarbeit von Lesko [9] auf die Häufigkeit, Schwere und Behandlungsbedürftigkeit der psychiatrischen Störungen, vor allem der Depressionen, hingewiesen. Von 24 über ein halbes Jahr betreuten Patienten waren 5 mit ernsten Depressionen/Angststörungen behandlungsbedürftig, weitere 6 wiesen Anpassungsstörungen auf. Fünf hatten vorbestehende psychiatrische Diagnosen, zwei entwickelten hirnorganische Störungen.

Im Zusammenhang mit der späteren Rehabilitationsphase kommen Fragen der Lebensqualität und der *psychosexuellen Störungen* deutlicher ins Blickfeld. Andrykowski [1] weist vor allem auf folgende Punkte hin: Durch die Ganzkörperbestrahlung werden bei Patientinnen Versagen der Ovarien und in vielen Fällen *Sterilität* verursacht. Einzelne Autoren sehen

Sterilität

sexuelle Störungen im Zusammenhang mit dem ovarialen Funktionsverlust und empfehlen eine Substitutionsbehandlung. In jedem Fall bedeuten diese Funktionsverluste auch psychisch einen schweren Einbruch im Selbstbild.

Dyspareunie

Trockenheit und Schmerzhaftigkeit der Scheide (Dyspareunie) sind häufig als Folge der Bestrahlung und als körperlicher Funktionsverlust zu bewerten, und sie sind mit Inappetenz und Vermeidungsverhalten eng (aber nicht obligatorisch) assoziiert.

Weitere Studien beschrieben schwere Störungen bei männlichen Patienten. Wingard et al. [16] ermittelten – leider nur mit Fragebögen – Erektionsstörungen in 24% und Ejakulationsstörungen in 13% der Fälle. Auch bei den Männern sind Fertilitätsstörungen in der subjektiven Verarbeitung ein ernstes Problem.

Eine Arbeit von Mumma et al. [11] beschreibt die nach einem Jahr beobachteten psychosexuellen Probleme von 21 rezidivfreien KMT-Patienten im Vergleich zu 49 nur konventionell chemotherapierten Patienten. Letztere sind nicht durch die Radiotherapie, die Infertilität und die Strahlenfolgen im kleinen Becken belastet – Faktoren, die auch das körperliche Selbsterleben (Body image) und die Zufriedenheit in und mit der Partnerbeziehung betreffen. Aus den Ergebnissen sei referiert, daß 80% der KMT-Patientinnen keine Menses mehr hatten. Auf den Skalen für sexuelle Appetenz («Drive»), Zufriedenheit, körperliches Selbstbild und in den sexuellen Partnerbeziehungen ergaben sich allerdings gegen die Erwartungen für KMT-Patienten keine signifikant schlechteren Werte als für die Vergleichsgruppe. Frauen mit KMT lagen in der Häufigkeit sexueller Aktivitäten niedriger als die übrigen Gruppen. Statistisch lag ein von den Behandlungen unabhängiger Faktor Geschlecht zugrunde. In Vergleichen zu gesunden Personen zeigten sich die behandelten Männer im körperlichen Selbstbild hochsignifikant gestörter, ebenso wie die behandelten Frauen. In Appetenz und Zufriedenheit blieben die behandelten Männer aber unauffällig. Demgegenüber zeigten die Patientinnen sich auch in der sexuellen Appetenz und Zufriedenheit signifikant gestörter als Gesunde. Mit längerem Zeitabstand zur Behandlung stieg die Frequenz sexueller Aktivitäten, wurde die Störung des Selbstbildes geringer, allerdings waren Männer und KMT-Überlebende nach längerer Zeit weniger sexuell zufrieden.

Als wichtigste belastende Erlebnisbereiche wurden unterschieden:
- direkt krankheitsabhängige Faktoren,
- Todesangst,
- globaler Streß,
- affektive Störungen im eigentlichen Sinne.

Die Autoren zeigen in ihrer Datenanalyse, daß diese Reaktionsformen eng mit den sexuellen Störungen zusammenhängen.

Diskussion

In künftigen empirischen und klinischen Arbeiten sollte sicher bedacht werden, daß viele der hier beschriebenen psychiatrischen Störungen und psychosexuellen *Reaktionen unspezifisch* sind und bei anderen lebensbedrohlichen Erkrankungen ähnlich beobachtet werden. Man kann also von den dort bereits gewonnenen Erfahrungen in der Beratung der Patienten lernen und diese auf die besonderen Probleme der KMT-Patienten anwenden. Überspitzt formuliert: Es handelt sich um vergleichbare, mit ähnlichen Beratungsansätzen erreichbare Probleme wie bei anderen onkologischen Patienten auch.

Dies gilt vorrangig für die unspezifischen psychoreaktiven Störungen wie Angst, Depressionen, Anpassungsstörungen, ebenso für die psychosexuellen Störungen wie Inappetenz, Vermeidungsreaktionen, sexuelle Funktionsstörungen.

Isolation

Einige *spezifische Probleme* lassen sich im Vergleich zu anderen Erkrankungen und Behandlungsregimes einordnen: Die Probleme der akuten Behandlungsphase mit längerer Isolation sind sowohl von der psychologischen Seite her als auch von der Frage der Neurotoxizität der Medikamente, also von der hirnorganischen Seite her zu bedenken. Aus psychiatrischer Sicht sollte vor allem bei längerer Anwendung der Medikamente genauer geprüft werden, ob überdauernde leichte *hirnorganische Störungen* nicht doch für Entwicklung und Verlauf der Depressionen bedeutsam sind. Die Probleme des gestörten *körperlichen Selbstbildes* sollten nicht unterschätzt werden, vor allem im Zusammenhang mit den *Fertilitätsstörungen* und ihren Auswirkungen auf das *Selbsterleben* als Frau oder Mann und auf die *Partnerbeziehung*. Sie sind einerseits als eigenständiges Problem, als Erlebnisfeld ernst zu nehmen, können andererseits das Thema sein, an dem sich depressive Symptome inhaltlich festmachen. Aus psychiatrischer Sicht und mit der Erfahrung mit anderen onkologischen Patienten werden längerfristige schwere *Depressionen* häufig unterschätzt, unterdiagnostiziert und unbehandelt.

Eingehende psychiatrische Konsiliaruntersuchungen auch nach längerer Zeit sollten als Standard erwogen werden, nicht zuletzt weil sich bei den Depressionen vielversprechende neue Behandlungsansätze anbieten, die für diese Patienten zu erproben wären, und weil bewährte psychotherapeutische Hilfen den Patienten sonst vorenthalten blieben.

Umfang und Art der *sexuellen Funktionsstörungen*, speziell der Bestrahlungsfolgen bei den Patientinnen, könnten routinemäßig gezielter erfaßt werden, um in der Rehabilitation ebenso wie psychosexuelle Störungen, Reaktionen der Partner usw. nicht übersehen zu werden.

Psychiatrische Untersuchung

Sinnvollerweise können psychiatrische Diagnostik und gezieltes Assessment zu Partnerschaft und Sexualität in die Schritte der Voruntersuchungen, Aufklärung, klinische Begleitung und Rehabilitation integriert und frühzeitig angesprochen werden, um bei schweren Störungen gezielter reagieren zu können. Am wichtigsten erscheinen dabei die Information und Beratung zur Prävention von Rückzug und Vermeidungsverhalten und die Behandlung der akuten Angst und der langfristigen depressiven Störungen, immer in einem bewußten Umgang mit der vitalen Bedrohung durch Rezidive und Therapieversagen.

Information

Auf spezielle Techniken und Ansätze der Information, Sexualberatung und Psychotherapie sowie auf medizinische Hilfen kann nicht im einzelnen eingegangen werden.

Auf das PLISSIT-Modell aus der Arbeitsgruppe um v. Eschenbach [4] sei hingewiesen (Tab. 4). Grundsätzlich ist die Einbeziehung der Partner anzuraten. In den meisten Fällen wird eine spezielle Psychotherapie nicht nötig sein. Eine gute Einführung geben Schover und Jensen [13], weitere Anregungen Hertoft [6]. Grundsätzlich liegt in einer Erweiterung des Blickwinkels auf diese Bezüge, in der umfassenderen Betreuung der Patienten die Chance, das Behandlungsergebnis insgesamt durch bessere Indikation und Rehabilitation abzusichern und den Patienten unnötige Einbußen in ihrer Lebensqualität zu ersparen.

Tabelle 4 Sexualberatung: PLISSIT-Modell – Stichworte[1]

Permission – P
Ermöglichen des Gespräches. Erlauben sexueller Aktivität. Ermutigen zu körperlicher Nähe

Limited Information – LI
Information zu den Auswirkungen der Erkrankung und Behandlungsfolgen, Differenzierung der einzelnen Funktionen

Specific Suggestions – SS
Problemorientiert, ausgehend von Vorgeschichte, Paarbeziehung und Verhalten, können Vorschläge zu sexuellem Verhalten und zu besonderen Techniken gemacht werden, unter Umständen alternative Möglichkeiten der Befriedigung

Intensive Therapy – IT
Falls indiziert: spezielle psychotherapeutische Techniken (z. B. Modifikationen der Verhaltenstherapien nach Masters-Johnson, vergleiche Arentewicz/Schmidt [2]), spezielle medizinische Hilfen, Porst [12]

[1] Nach v. Eschenbach [4].

Literatur

1 Andrykowski MA. Psychiatric and psychosocial aspects of bone Marrow transplantation. Psychosomatics 1994; 35: 13–24.
2 Arentewicz G, Schmidt G: Sexuell gestörte Beziehungen. Berlin, Springer, 1980.
3 Comfort A (ed): Sexual Consequences of Disability. Philadelphia, Stickley, 1978.
4 Eschenbach AC v: Sexual dysfunction following therapy for cancer of the prostate, testis, and penis; in Vaeth JM, Blomberg RC, Adler L (eds): Body Image, Self-Esteem, and Sexuality in Cancer Patients. 14th Annu. San Francisco Cancer Symp., 1979. Front Radiat Ther Oncol 1980; 14: 42–50.
5 Gaus E, Köhle K: Psychische Anpassungs- und Abwehrprozesse bei lebensbedrohlich Erkrankten; in Uexküll T v (Hrsg): Lehrbuch der psychosomatischen Medizin. München, Urban & Schwarzenberg, 1979, pp 745–759.
6 Hertoft P: Klinische Sexologie. Köln, Deutscher Ärzteverlag 1989.
7 Holland JF: Psychologic aspects of cancer; in Holland JF, Frei E III (eds): Cancer Medicine. Philadelphia, Lea & Febiger, 1982, pp 1175–1203, 2325–2331.
8 Joraschky P, Köhle K: Maladaptation und Krankheitsmanifestation. Das Streßkonzept in der psychosomatischen Medizin; in Uexküll T v (Hrsg): Lehrbuch der psychosomatischen Medizin München, Urban & Schwarzenberg 1979, pp 170–197.
9 Lesko LM: Bone marrow transplantation: Support of the patient and her/his familiy. Support Care Cancer 1993; 2: 35–49.

10 Meerwein F (Hrsg): Einführung in die Psycho-Onkologie. Bern, Huber 1981.
11 Mumma GH, Mashberg D, Lesko LM: Long-term psychosexual adjustment of acute leukemia survivors. Gen Hosp Psychiatry 1992; 14: 43–55.
12 Porst H: Was jedermann über Sexualität und Potenz wissen sollte. Stuttgart, Thieme Hippokrates Enke, 1993, 2. Aufl.
13 Schover LR, Jensen SB: Sexuality and Chronic Illness. New York, Guilford Press, 1988.
14 Spengler A: Psychische und sexuelle Störungen nach urologischen Genitaleingriffen. Urologe B 1984; 24: 127–133.
15 Spengler A: Psychische und sexuelle Störungen nach ablativen Operationen in der Gynäkologie. Gynäkologe 1986; 19: 47–52.
16 Wingard JR, Curbow B, Baker F, Zabora J, Piantadosi S: Sexual satisfaction in survivors of bone marrow transplantation. Bone Marrow Transplant 1992; 9: 185–190.

Prof. Dr. Andreas Spengler, Arzt für Psychiatrie, Neurologie, Psychotherapie,
Niedersächsisches Landeskrankenhaus Wunstorf, Südstraße 25, D-31515 Wunstorf (Deutschland)

Bartsch HH, Mertelsmann R (Hrsg): Knochenmark- und periphere Stammzelltransplantation. Basel, Karger, 1996, pp 121–136

Die rehabilitative Pflege von KMT-Patienten

E. Panfil, B.S. Etzel, R. Jostock, G. Thieme

Klinik für Tumorbiologie an der Universität Freiburg

Wandel im pflegerischen Selbstverständnis

Die Darstellung einer rehabilitativen Pflege von Patienten nach einer Knochenmarktransplantation (KMT) in der Klinik für Tumorbiologie (KTB) bedarf einer Einleitung. Pflegerisches Handeln findet, wie jedes Handeln, unter bestimmten theoretischen Prämissen und bestimmten Rahmenbedingungen statt. Gerade in Zeiten des Umbruchs, in denen sich ein Wandel im pflegerischen Selbst- und Berufsverständnis vollzieht, sind einige Vorbemerkungen zu den Grundlagen der pflegerischen Betreuung in der KTB notwendig.

Grundlagen und Rahmenbedingungen der pflegerischen Betreuung von Patienten in der Klinik für Tumorbiologie

Qualität der Pflege

Für die Qualität einer Pflege zeichnen im wesentlichen folgende Dimensionen verantwortlich: das berufliche Selbstverständnis der Pflegenden, das Verständnis vom Patienten, die Rationalität des pflegerischen Handelns, die dem beruflichen Handeln zugrundeliegende Pflegetheorie, der Stellenwert der Pflege im Gesamtkonzept der Institution und die strukturellen Rahmenbedingungen der Institution.

Professionelle Gesundheits- und Krankenpflege

Gesundheitspflege

Pflege wird als eigenständiger, selbständiger und wissenschaftlich fundierter Beruf im Gesundheitswesen begriffen, der als gleichberechtigter Partner im therapeutischen Team in enger Kooperation mit anderen Berufsgruppen einen eigenen und abgrenzbaren Beitrag zur Behandlung des Patienten erbringt. Grundlage dazu ist eine spezifische Fachkompetenz, deren Gegenstand, Wissen und Können sich von anderen Berufen im Gesundheitswesen unterscheidet. Rationale Verarbeitung und Reflexion der Pflegeerfahrungen ermöglichen eine kontinuierliche qualitative Weiterentwicklung der pflegerischen Fachkompetenz.

Prämisse pflegerischen Handelns ist das ganzheitliche Verständnis vom Menschen, der Bezug auf die physischen, psychischen, sozialen und intellektuellen Bedürfnisse des Menschen. Ganzheitlichkeit heißt aber auch, nicht nur die «kranken» Anteile des Menschen, seine Probleme, sondern vielmehr seine «gesunden» Anteile, die Ressourcen, zu fokussieren. In diesem Sinne erfährt das traditionelle Verständnis der Krankenpflege eine Ergänzung durch die Gesundheitspflege, die vor allem im Bereich der chronischen Erkrankungen von fundamentaler Bedeutung ist.

Der Patient als aktiver Partner

Berufliches Handeln der Gesundheits- und Krankenpflege baut auf Sach-, Fach- und Sozialkompetenz der Pflegenden auf. «Gegenstand» der Pflege ist nicht ein krankes Organ oder der kranke Patient, sondern der gesamte Mensch als Individuum mit einer einzigartigen Kombination von Ausprägungen oben genannter Dimensionen. Pflege als personenbezogene Dienstleistung vollzieht sich dabei auch immer auf einer Beziehungsebene in der Auseinandersetzung mit dem «Gegenüber». Die Qualität des Kommunikations- und Aushandlungsprozesses zwischen den Kommunikationspartnern Pflege – Patient/Angehörige beeinflußt das Maß an Pflegequalität. Deswegen erfolgt Pflege nicht ungeplant und standardisiert «am» und «für» den Patienten, sondern *gezielt und individuell «mit»* dem Patienten. Der Patient und seine Angehörigen/Bezugspersonen werden, soweit es ihnen physisch und psychisch möglich ist, als aktiv teilnehmende mündige Partner an den Aushandlungsprozessen innerhalb des gesamten Pflegehandelns beteiligt. Eigeninitiative und Selbstverantwortung des Patienten und seiner Angehörigen/Bezugspersonen sind von entscheidender Bedeutung für die Erreichung der globalen Ziele: Unabhängigkeit und Selbständigkeit des Patienten im Rahmen *seiner* individuellen Möglichkeiten.

Pflege/personenbezogene Dienstleistung

Orientierung an D. E. Orems «Self-Care Deficit Theory»

In der Vergangenheit orientierte sich pflegerisches Handeln am naturwissenschaftlich-medizinischen Modell. Dies implizierte eine isolierte organfunktionsbezogene Sichtweise, bei der eine ganzheitliche Erfassung des Patienten in den Hintergrund geriet. Gemeinsame Grundlage aller Pflegetheorien ist dagegen die ganzheitliche, patientenorientierte und individuelle Ausrichtung des Pflegehandelns.

Die «Self-Care Deficit Theory» von D. E. Orem stellt den Orientierungsrahmen für die pflegerische Betreuung in der KTB dar. Im Mittelpunkt dieser Theorie steht die persönliche Verantwortung des Menschen für seine Gesundheit. Jeder Mensch, so die Prämisse, ist grundsätzlich motiviert, für sich selbst zu sorgen, sein Leben, seine Gesundheit und sein Wohlbefinden zu erhalten. In diesem Sinne hält er mittels seiner Handlungen ein Gleichgewicht aufrecht zwischen den Anforderungen, die an seine «Selbstpflege» gestellt werden, und seinen Fähigkeiten, diesen Anforderungen gerecht zu werden. Kann der Patient und/oder sein persönliches Umfeld diesen Anforderungen nicht mehr genügen, tritt ein «Selbstpflege-Defizit» auf.

Pflegetheorie

Orems Theorie zählt zu den Bedürnistheorien (im Gegensatz zu Interaktionstheorien und Ergebnistheorien). Als für alle Menschen «universell» geltende Selbstpflegebedürfnisse identifiziert sie

- ausreichende Zufuhr von Luft,
- ausreichende Zufuhr von Flüssigkeit und Nahrung,
- Regulation von Ausscheidungen,
- Gleichgewicht zwischen Aktivität und Ruhe,
- Gleichgewicht zwischen Alleinsein und sozialer Interaktion,
- Abwendung von Gefahren.

Zusätzlich können entwicklungs- und krankheitsbedingte Selbstpflegebedürfnisse vorliegen.

Pflegetheorie

Pflegerischem Handeln stehen drei Systeme zur Verfügung, in deren Rahmen auf der Basis der vorhandenen Ressourcen des Patienten und seiner Angehörigen ein Ausgleich des Selbstpflegedefizits möglich ist:

- das vollständig kompensatorische System,
- das teilweise kompensatorische System,
- das unterstützend-beratende/informative System.

Innerhalb dieser Systeme können jeweils verschiedene Möglichkeiten des Handelns zum Einsatz kommen:

- etwas für einen anderen tun,
- einen anderen führen oder leiten,
- physische Unterstützung zur Verfügung stellen,
- psychologische Unterstützung zur Verfügung stellen,
- eine Umgebung schaffen, die Entwicklungen positiv unterstützt,
- einen anderen unterrichten.

Eines der wichtigsten Elemente dieser Theorie für die Betreuung von onkologischen Patienten ist der Bezug auf vorhandene Selbstpflegefähigkeiten. Primärer Fokus der Pflegehandlungen sind die beim Patienten und seinen Angehörigen vorhandenen Ressourcen, aber nicht vorhandene Defizite und Störungen. Ein ressourcenorientierter Blickwinkel scheint gerade bei onkologischen Patienten mit ihren vielfältigen Beschwerden unter der Zielsetzung der Gewährleistung einer zufriedenstellenden Lebensqualität von großer Bedeutung zu sein.

Pflegehandeln durch Rationalität

Pflegeprozeß

Rationales und reflektiertes Pflegehandeln geschieht auf der Basis eines Problemlösungsprozesses, dem sogenannten Pflegeprozeß. Gezielt werden durch eine Datensammlung, die Pflegeanamnese, Selbstpflegefähigkeiten und Selbstpflegedefizite eruiert. Über eine systematische Analyse der erhobenen Informationen erfolgt die Feststellung des pflegebezogenen Zustandes (Pflegediagnose). Gemeinsam mit dem Patienten werden die Pflegeziele und Maßnahmen geplant. In einem Pflegebericht werden gezielte Beobachtungen zur Entwicklung des Pflege- und Patientenhandelns dokumentiert. Eine Evaluation der Pflege erfolgt unter der Fragestellung, inwieweit der Patient in der Lage war, seine Selbstpflegefähigkeit aufrechtzuerhalten, zu verbessern oder wieder zu erlangen. Als kybernetischer Kreis kann der Pflegeprozeß an jeder Stelle wieder neu beginnen.

Zur Gewährleistung einer gleichbleibenden Pflegequalität werden Pflegemaßnahmen über Pflegestandards ausgeführt, deren Wahl sich an den individuellen Bedingungen des Patienten orientiert. Grundlage für die Erstellung der Standards sind die bereits genannten Rahmenbedingungen der Pflege.

Strukturelle Rahmenbedingungen

In der KTB sind ausschließlich examinierte Pflegekräfte beschäftigt. Zur Gewährleistung einer individuellen Pflege (siehe Beziehungsebene) wird die Gruppenpflege praktiziert, innerhalb derer die Patienten nach Möglichkeit von relativ wenigen Personen, die sämtliche Pflegemaßnahmen durchführen, betreut werden. Dazu gehört beispielsweise schon der erste Kontakt an der Rezeption, an der die Patienten von Pflegenden ihrer zukünftigen Station empfangen werden, oder die Begleitung der Patienten in den Speisesaal oder zu Untersuchungen. Auch werden bei erneuten Klinikaufenthalten die Patienten wieder derselben Station zugewiesen. Zur Erreichung einer optimalen Pflegequalität werden innerhalb der Pflegegruppe die Patienten so verteilt, daß den individuellen Fähigkeiten, Fertigkeiten und dem Wissen der einzelnen Gruppenmitglieder soweit als möglich Rechnung getragen wird.

Individuelle Pflege

Einbindung der Pflege in die Gesamttherapie

Zum Gesamtkonzept der KTB gehört eine ganzheitliche Krankenversorgung. Regelmäßig stattfindende Stationskonferenzen, an denen Mitglieder aller für die Betreuung eines Patienten zuständigen Berufsgruppen gleichberechtigt beteiligt sind, dienen sowohl dem Informations- und Meinungsaustausch im Hinblick auf Ressourcen und Probleme des Patienten als auch der gemeinsamen Abstimmungen von Handlungen und Strategien.

Stationskonferenz

Die Pflege von Patienten nach einer KMT im Rahmen einer rehabilitativen Behandlung

Zum pflegerischen Aufgaben- und Verantwortungsbereich zählen die direkte Pflege, Pflegedokumentation, Pflegeorganisation, Mitarbeit bei Diagnostik und Therapie sowie Kooperations- und Koordinationsaufgaben. Im Vordergrund der folgenden Darstellung werden die pflegebezogenen Bereiche stehen, in denen die Pflege Entscheidungs-, Durchführungs- und Evaluationsverantwortung besitzt.

Organisation

Prinzipien der rehabilitativen pflegerischen Betreuung

Werden die verschiedenen Aspekte der oben genannten Grundlagen und Rahmenbedingungen in direktes pflegerisches Handeln umgesetzt, so lassen sich vier Prinzipien für die pflegerische Betreuung in der KTB ableiten:

1. Eine dreidimensionale Ganzheitlichkeit

Die schon oben erwähnten zwei Dimensionen der Ganzheitlichkeit – Bezug auf physische, psychische, soziale und intellektuelle Bedürfnisse und Bezug auf gesunde und kranke Anteile des Menschen – werden um eine weitere dritte Dimension ergänzt. Pflegerische Handlungen erfolgen nicht isoliert am Patienten, sondern verschiedene Pflegemaßnahmen zur Behandlung unterschiedlicher Pflegedefizite werden integriert am und mit dem Patienten vollzogen. Ein Gespräch mit dem Patienten dient beispielsweise nicht nur dem Informationsaustausch über die Befindlichkeit des Patienten und den weiteren Gang der Untersuchungen, sondern ist gleichermaßen eine therapeutische Handlung, in der der Patient auf Fortschritte hingewiesen werden kann, in der ihm Mut gemacht, er beraten werden und ihm die Akzeptanz seiner Gefühle vermittelt werden kann.

2. Kontinuität

Prinzipien für die pflegerische Betreuung

Einer der wesentlichsten Punkte der pflegerischen Betreuung liegt in der Tatsache, daß Pflegende rund um die Uhr für den Patienten erreichbar sind und oft auch seine ersten Ansprechpartner sind. Wie an anderer Stelle bereits erwähnt, sollen die Patienten nach Möglichkeit von den gleichen Pflegekräften betreut werden. Da jedoch ein Personalwechsel unvermeidlich ist, wird eine gleichbleibende qualitative Betreuung über die Dokumentation des Pflegeprozesses und den Einsatz von Pflegestandards gewährleistet.

3. Unabhängigkeit

Ziel der Pflege ist die Förderung und Stabilisierung eines möglichst großen Maßes an Unabhängigkeit des Patienten, im Sinne der Oremschen Theorie die Förderung und Stabilisierung der Selbstpflegefähigkeiten. Im allgemeinen werden darunter Tätigkeiten der direkten Pflege wie z. B. Körperpflege, Mobilisation oder der Bereich der Stomapflege subsumiert. In unserem Verständnis gehören jedoch gleichermaßen Bedürfnisse aus dem Bereich «Alleinsein und soziale Interaktion» und der Therapieorganisation dazu. Für die Patienten ist dies zum Teil sehr ungewohnt und bedeutet unter Umständen eine erhebliche Umstellung in der «Patientenrolle». Im Rahmen der Tagesorganisation heißt dies unter anderem

- Ausdehnung der Nachtruhe der Patienten bis 8.00 Uhr morgens,
- Wegfall der Routinemaßnahmen wie morgendliches «Betten» und Messen der Vitalparameter und
- Einnahme der Mahlzeiten im Speisesaal zu üblichen «Normal-Essenszeiten», wobei individuellen Gewohnheiten über das Angebot eines Büfetts ausreichend Raum gelassen wird.

Förderung der Selbstpflegefähigkeiten heißt aber auch, Patienten dazu anzuhalten, selbständig

- ihre Betten zu machen,
- ihre Medikamente zu verwalten und einzunehmen und
- die Termine innerhalb ihrer Therapie zu organisieren.

Darüber hinaus werden Patienten dazu ermutigt, die von ihnen gewünschten Informationen bei den zuständigen Stellen, z. B. Arzt, Ernährungsberatung, Sozialarbeiter, psychologische Beratung, einzuholen. Intention all dieser Maßnahmen ist – dies soll an dieser Stelle noch einmal bekräftigt werden – nicht eine Entlastung der Pflege, sondern die Förderung der Unabhängigkeit und die Wahrung der Individualität der Patienten.

4. Gesundheitspflege

Chronisch Erkrankte erleben und definieren sich oft über ihre Defizite. Mit einer im Vordergrund stehenden verstärkten Wahrnehmung der Patientenfähigkeiten sollen positive Effekte auf die Krankheitswahrnehmung und damit auf die Lebensqualität erzielt werden. Innerhalb des gesamten Pflegeprozesses wird deshalb das salutogenetische Konzept verfolgt: Der primäre Fokus des Pflegehandelns richtet sich auf die gesunden Anteile des Patienten. Dies bedeutet für alle Pflegenden eine Umstellung des gewohnten «Blickes». Im Vordergrund der Pflegeanamnese, der Pflegeplanung, der Durchführung der Pflege und deren Evaluation stehen die Selbstpflegefähigkeiten des Patienten. Im Mittelpunkt der Behebung der Selbstpflegedefizite stehen Aufbau und Förderung der entsprechenden Selbstpflegefähigkeiten.

Die rehabilitative Pflege von KMT-Patienten

Die pflegerische Betreuung der KMT-Patienten unterscheidet sich grundsätzlich nicht von der Pflege von Patienten mit anderen medizinischen Diagnosen. Unterschiede ergeben sich einzig durch eine andere Schwerpunktsetzung innerhalb der Pflege und der festzustellenden Pflegeprobleme.

In der KTB werden KMT-Patienten sowohl im Anschluß an die Transplantation als auch im Rahmen einer Rehabilitationsmaßnahme betreut. Da letztere Patienten erst seit der jüngsten Vergangenheit zum Klientel der KTB zählen, soll im folgenden der Fokus der Darstellung auf der Betreuung der KMT-Patienten im Anschluß an die Transplantation liegen.

Schlüsselmotiv der pflegerischen Betreuung von KMT-Patienten

Schlüsselmotiv der pflegerischen Betreuung von KMT-Patienten: Vermittlung von Sicherheit

Die Verlegung der Patienten erfolgt meistens direkt von der Station, auf der die Transplantation vorgenommen wurde. Dies bedeutet für die Patienten eine erhebliche Umstellung innerhalb des bisher zugemuteten Maßes an Unabhängigkeit und an Schutz vor Infektionen. Aus einer möglichst keimfreien und isolierenden Umgebung mit vielfältigen hygienebedingten Restriktionen kommen die Patienten auf eine eher krankenhausuntypisch eingerichtete Rehabilitationsstation, in der sie von einem Tag auf den anderen auf das Tragen des Mundschutzes verzichten können und wo der Kontakt mit anderen Menschen, beispielsweise bei gemeinsamen Mahlzeiten im Speisesaal, «normal» ist. Zur Beachtung strikter Hygieneregeln im Hinblick auf die Abwendung von Komplikationen und damit auf ihre Genesung angehalten, führt dies bei den Patienten zu großer Unsicherheit in ihrem Verhalten. Auch wenn sie die Umstellung gut verarbeiten, ist für sie eine kontinuierliche Einhaltung von bestimmten Hygienerichtlinien von existentieller Bedeutung. Der Schwerpunkt der pflegerischen Betreuung der KMT-Patienten liegt deswegen in der Vermittlung von Sicherheit.

Wesentliche Maßnahmen zur Gewährleistung der Sicherheit sind Aufbau und Erhaltung einer vertrauensvollen kooperativen therapeutischen Beziehung. Noch vor der Verlegung findet eine Pflegevisite mit Pflegekräften aus der KTB statt, in der

- Pflegende und Patient sich kennenlernen (die relative Anonymität «Patient» – «Pflegekraft» – «Station» soll mit persönlichen Vorstellungen gefüllt werden),
- Informationen und Erwartungen ausgetauscht werden (auch die Station muß innerhalb ihrer Pflegeorganisation auf die persönliche Situation des Patienten für dessen Aufnahme vorbereitet sein) und
- der Patient schriftliches Informationsmaterial über die pflegerische Betreuung und das allgemeine therapeutische Angebot der KTB erhält.

Während des Aufenthaltes in der KTB sind vordringliche Maßnahmen:

- Betreuung der Patienten durch qualifiziertes Personal,
- möglichst kontinuierliche Betreuung durch die gleichen Pflegekräfte,
- Durchführung des Pflegeprozesses,
- Einhalten von Standards (z. B. Hygienestandards) und
- ausreichende Information des Patienten über alle ihn betreffenden Maßnahmen, Ergebnisse und Informationen.

Die Aufnahme der KMT-Patienten

Aufnahme

In der Regel treten die Patienten ab dem 45.–50. Tag nach KMT die etwa 4–6 Wochen dauernde Behandlung in der KTB an. Der Patient wird an der Rezeption von der ihm betreuenden Pflegekraft persönlich abgeholt und in sein Zimmer begleitet. Ziel der ersten Tage ist ein Informationsaustausch zwischen Patient und Betreuern. Der Patient erhält Informationen über Tagesablauf, Örtlichkeiten von Station und Klinik sowie Besonderheiten seiner Betreuung. Über die Anamnesen durch die verschiedenen Fachkräfte des therapeutischen Teams gibt der Patient seinerseits Informationen weiter.

Pflegeanamnese

Pflegeanamnese

Die Pflegetheorie von Orem bildet den theoretischen Rahmen für die Pflegeanamnese. Innerhalb des Gespräches wird dem Patienten das Pflegemodell vorgestellt, und er wird auf therapeutische Angebote der KTB hingewiesen. Die Anamnese umfaßt im wesentlichen folgende Punkte (Abb. 1):

Abbildung 1 Darstellung einer Pflegeanamnese (fiktive Patientin).

Klinik für Tumorbiologie — Pflegeanamneseblatt

Patient
Patientenaufkleber

Frau Z.
geb. 10.02.75
ledig
Aufnahmedatum: 30.12.1995

Einweisung/Verlegung
Letzter KH-Aufenthalt
Einweisungsdiagnosen
CML
Fremd-Allogene-KMT am 10.11.95
Aufnahme von Station N.N.
50. Tag nach KMT

Angehörige/Bezugsperson/Tel.-Nr.

Freund N.N.
Anschrift
Telefonnummer Privat/Geschäft

Beruf/Tätigkeit
Lehre als Großhandelskauffrau wegen Krankheit unterbrochen

Sozialkontakte/häusl. Vers.
wohnt zusammen mit Freund in 3-Zimmer-Miet-Wohnung im 1. Stock,
Ort mit ca. 5000 Einwohnern, eher ländlich, nächste Stadt ca. 50 km entfernt
Fr. B. lebt seit 20 Jahren in diesem Ort, hat deswegen sehr viele Freunde dort

Erwartungen bzgl. Klinikaufenthalt
- Stärkung der Körperkräfte
- Vorbereitung auf das „nach-Hause-gehen"
- Lernen auf „was-ich-daheim-achten-soll"
- „mich trauen, ohne Perücke unter Menschen gehen

Lebenssituation: Frau Z. ist eine offen wirkende Patientin, die sehr reflektiert scheint. Sie fühlt sich insgesamt etwas geschwächt, ihre äußere Erscheinung ist durch das Cushing-Syndrom und Haarausfall geprägt, kein Hirsutismus. Frau Z. kommt mit der Gesichtsveränderung zurecht, mit dem Haarausfall nicht, sie war immer stolz auf ihr langes, dunkles naturgewelltes Haar. Traut sich deswegen nicht so sehr unter Menschen, da sie sich mit ihrer Perücke nicht so „anfreunden" kann. Frau Z. mußte ihre Lehre, die ihr viel Spaß machte, wg. der Erkrankung abbrechen. Erhält ab 01.01.96 Erwerbsunfähigkeitsrente. Sie macht sich Gedanken um ihre berufliche Zukunft, da sie gerne die Ausbildung beenden möchte, ihr Ausbildungsbetrieb jedoch inzwischen schließen mußte. Frau Z. ist aus der Kirche ausgetreten. Frau Z. ist nach der Scheidung ihrer Eltern bei ihrer Mutter aufgewachsen. Ihre Großmutter, zu der sie ein inniges Verhältnis hatte, ist vor einem Jahr verstorben.Zu ihrem Vater hat sie keinen Kontakt.
Umgang mit der Erkrankung: Frau Z. kann sich nicht genau vorstellen, warum sie erkrankte."Vielleicht ist der Streß im Beruf oder der Tod von Oma daran schuld. Ich habe mich aber damit abgefunden, ich muß damit leben und denke jetzt positiv". Frau Z. ist über ihre Erkrankung, die Behandlung und Risiken aufgeklärt, kann mit ihrem Freund und ihrer Mutter über ihre Erkrankung und Ängste sprechen. „Die Beziehung zu meinem Freund ist seit der Krankheit intensiver geworden".
Ausreichende Zufuhr von Luft: normal, unter Belastung leichte Dyspnoe (Treppen, lange Strecken), hielt sich früher viel an der frischen Luft auf, trieb viel Sport.
Ausreichende Zufuhr von Flüssigkeit und Nahrung: Fr. Z. hat ca. 5 kg abgenommen, darüber ist sie aber eher froh. Ihr schmeckt die KMT-Kost, obwohl sie noch wenig Appetit hat. Fr. Z. ist sich nicht sicher, ob sie die KMT-Kost auch selbst richtig zubereiten kann. Sie trinkt ca. 2l am Tag, am liebsten Mineralwasser und Orangensaft, Mundzustand o.B.
Regulation von Ausscheidungen: Stuhl und Urin normal, Haut sehr trocken, am Decoltee leichte Rötungen, pflegt sich selbst 2xtgl. mit Lotion, führt Selbstbeobachtung der Haut und Mundschleimhaut durch.
Gleichgewicht zwischen Aktivität und Ruhe: Frau Z. ist eher ein Nachtmensch, hat keine Schlafprobleme. Sie freut sich darauf, hier etwas länger schlafen zu können. Fühlt sich noch nicht so richtig fit, vermißt die sportlichen Aktivitäten.
Gleichgewicht zwischen Alleinsein und sozialer Interaktion: „Bin kein Einzelgänger und gerne unter Menschen".Äußert etwas Probleme mit dem vielen Alleinsein, „da ja auch alle meine Hobbies mit anderen zu tun haben". Hat früher viel Sport getrieben (Mannschaftssportarten, schwimmen), „aber dazu bin ich ja noch zu schwach". Ist sehr interessiert am sportlichen Aufbauprogramm. Fr. Z. liest jetzt mehr, bevorzugt Zeitschriften, und schaut TV. Freut sich sehr über Besuch, der durch die große Entfernung und die Wetterverhältnisse bisher jedoch nur schwer möglich war.
Abwendung von Gefahren: Fr. Z. kennt die Risiken (Hygiene) der Erkrankung, führt eine Selbstbeobachtung durch. Nimmt die Medikamente selbständig ein, hat Hickman-Katheter.

Sonst. Hilfsmittel
keine

☐ Hörgerät
Zahnprothese ☐ oben ☐ unten
☐ Kontaktlinsen/Brille
☒ Perücke/Toupet
Auf Safe hingewiesen: ☒

Allergien
Nickelallergie

Unterschrift des Aufnehmenden: N.N.
Datum: 31.12.95

Lebenssituation
- Allgemeinzustand: allgemeines Befinden, Körperbild
- Private und berufliche Situation: Beruf, Tätigkeit, Zukunftsperspektiven, Religions- und Staatszugehörigkeit, Rolle der Religiosität
- Wohnverhältnisse: soziale Wohnform, räumliche Verhältnisse, Eigentumsverhältnisse, Umgebung, Infrastruktur, Entfernung zur Klinik
- Soziales Umfeld: Familienstand, Kinder, Versorgung der Familienmitglieder, Umgang des sozialen Umfelds mit der Erkrankung
- Umgang mit der Erkrankung: Informationsgrad des Patienten (Ursachen, Beginn, Verlauf, aktuelle Situation), Ängste, Perspektiven, Umgang mit der Erkrankung in der Partnerschaft (z. B. Sexualität)
- Kommunikation: verbal (Sprache, Sprachverständnis, Ausdruck), nonverbal (Mimik, Gestik, Körperhaltung, Blickkontakt)
- Hilfsmittel: Prothese, Gehhilfe, Perücke usw.
- Erwartungen des Patienten an die Klinik bzw. den Klinikaufenthalt: Erwartungen an die Therapie und Pflege, Ziele des Patienten.

Ausreichende Zufuhr von Luft
- Belastbarkeit: Selbsteinschätzung
- Husten, Dyspnoe; Umgang damit
- Gewohnheiten: z. B. offenes Fenster, Spaziergänge, Raumtemperatur.

Ausreichende Zufuhr von Flüssigkeit und Nahrung
- Ernährungszustand: Körpergewicht, Gewichtsschwankungen
- Mundzustand
- Gewohnheiten: Ernährungsgewohnheiten, Diäten, Vorlieben, Abneigungen, Allergien.

Pflegeanamnese

Regulation von Ausscheidungen
- Anus praeter, Nephrostoma, Inkontinenz, Maß an Selbstpflege
- Gewohnheiten: bestimmte Entleerungszeiten, Laxantien, Ernährung, Irrigation, andere Hilfsmittel
- Hautzustand: Hautschäden, Schwitzen
- Auswurf, Sputum.

Gleichgewicht zwischen Aktivität und Ruhe
- Tagesrhythmus, Schlafgewohnheiten
- Aktivitäten: körperliche und geistige Aktivitäten
- Mobilität, Belastbarkeit.

Gleichgewicht zwischen Alleinsein und sozialer Interaktion
- Soziales Umfeld zu Hause: Beruf, Familie, Verpflichtungen
- Freizeitgestaltung, Freunde
- Soziales Umfeld in der Klinik: Besuch, Beschäftigung.

Abwendung von Gefahren
- Selbstverantwortung für Tun und Handeln, auch innerhalb der Erkrankung

- Klinikerfahrung
- Gefahren der Erkrankung: Kann der Patient diese erkennen und abwenden?
- Allergien
- Medikamenteneinnahme, zentrale Zugänge.

Pflegediagnosen

Mit Hilfe der Daten aus der Pflegeanamnese werden die Pflegeprobleme festgestellt. Im folgenden werden Pflegeprobleme beschrieben, die bei KMT-Patienten auftreten *können*, jedoch in der Regel nicht bei jedem Patienten gleichermaßen vorhanden sind. Selbst bei gleichen Problemstellungen unterscheidet sich die Pflege der KMT-Patienten durch eine individuelle Prioritätenstellung innerhalb der Rangfolge der Probleme.

Deutlich werden bei der überblickhaften Darstellung von Pflegeproblemen unter anderem

- die Auswirkung der KMT auf physische, psychische, soziale und intellektuelle Dimensionen der Patienten,
- die Vernetzung und gegenseitige Beeinflussung der verschiedenen Probleme,
- die im Vordergrund stehenden psychosozialen Probleme der Patienten und damit die Wichtigkeit einer kontinuierlichen psychosozialen Betreuung.

Pflegediagnose

(Die Darstellung der einzelnen Pflegeprobleme stellt keine wertende Rangordnung dar.)

Lebenssituation

Machtlosigkeit. Der Patient hat das Gefühl des Kontrollverlustes über seine Erkrankung und das Empfinden, daß eigene Handlungen zu keinem nennenswerten Ergebnis führen. Deutlich zeigt sich diese Machtlosigkeit im Zusammenhang mit den Blutwerten. Die Patienten haben das Gefühl, keine relevanten Handlungsmuster zur Verfügung zu haben, um die Blutwerte beeinflussen zu können. Die Machtlosigkeit zeigt sich in einer zum Ausdruck gebrachten Unsicherheit im Hinblick auf unkontrollierbare Körperkräfte und Energien und in einem Gefühl der Abhängigkeit von anderen, das zu Reizbarkeit, Ärger und Schuldzuweisungen führen kann.

Hoffnungslosigkeit. In der Regel ist das Verhalten der KMT-Patienten durch ein hohes Maß an Zuversicht, Genesungsglauben und -willen geprägt. Unerwartet eintretende Verschlechterungen des Allgemeinbefindens, eigene Therapierückschläge oder eine auftretende Graft-versus-Host-Krankheit (GvHD) können zu einem Zustand führen, in dem der Patient für sich nur noch begrenzte oder keine Alternativen mehr sieht. Für den Patienten schwierige Situationen entstehen oft dann, wenn er den Tod von Mitpatienten mit der gleichen Erkrankung erlebt. Kennzeichen dieser Haltung sind unter anderem zunehmende Passivität, verminderte verbale Kommunikation, verminderte Äußerung von Gefühlen, Äußerungen der Verzagtheit, Mangel an Initiative und verminderte Reaktion auf äußere Reize.

Körperbild-Störungen. Die immunsuppressive, die zytostatische und die radiologische Behandlung im Rahmen der Transplantation führen zu einer Veränderung des äußeren Erscheinungsbildes der Patienten. Vollmondgesicht, Hirsutismus, Haarausfall, trockene Haut und Zittern der Hände sind typische Nebenerscheinungen der KMT-Therapie. Die Patienten äußern zum Teil negative Gefühle hinsichtlich ihres Körpers, den sie als unansehnlich wahrnehmen. Sie verweisen auf Fotos aus vergangenen Tagen und äußern Furcht vor den Reaktionen ihrer Mitmenschen. Das als negativ wahrgenommene Selbstbild kann zu sozialer Isolation führen.

Situationsbedingte Störung des Selbstwertgefühls. Körperbild-Störungen und Machtlosigkeit können ein erniedrigtes Selbstwertgefühl bedingen, das vor allem bei denjenigen Patienten auftritt, die vor der Erkrankung durch ein positives Selbstwertgefühl gekennzeichnet waren. Ein verändertes körperliches Aussehen und das subjektive Empfinden, Mitmenschen würden anders als gewohnt auf die eigene Erscheinung reagieren, führen bei KMT-Patienten zum Teil zu einer negativen Selbstbewertung und einem Gefühl von Unsicherheit und Hilflosigkeit.

Veränderter Selbstschutz. Medikamentös und radiologisch bedingte Blutwertveränderungen führen zu einer verminderten Fähigkeit des Patienten, sich selbst vor inneren oder äußeren Bedrohungen wie Infektionen ausreichend zu schützen. Zu den objektiven Kennzeichen dieser Pflegediagnose zählt unter anderem eine geschwächte körperliche Abwehrkraft. Die Patienten fallen durch ängstliches, zum Teil auch aggressives Verhalten auf. Sie befragen und beobachten kritisch und zum Teil auch mißtrauisch die Handlungen der Therapeuten in bezug auf die therapeutische und diagnostische Notwendigkeit der Handlungen, deren hygienische Durchführung und auf mögliche überflüssige Blutverluste.

Pflegediagnose

Verändertes Sexualverhalten. Zu den Nebenwirkungen der medikamentösen KMT-Therapie zählen Veränderungen im Sexualverhalten des Patienten, beispielsweise Potenzstörungen und Libidoverlust. Da bei der Versprachlichung innerhalb des Bereiches Sexualität sowohl auf therapeutischer als auch auf Patientenseite noch sehr viele Hemmungen bestehen, ja sogar Orems Theorie im Gegensatz zu anderen Pflegetheorien explizit kein entsprechendes Bedürfnis vorweist, steht der Bereich der Sexualität zu Unrecht noch etwas im Hintergrund.

Gestörte Rollenausübung. In der Regel stellen intakte Familienstrukturen für den Patienten die größte persönliche Unterstützung während der KMT dar. Je nach persönlicher familiärer Situation des Patienten kann die lange Krankheitsdauer mit ihren vielfältigen Einschränkungen und Belastungen für ihn jedoch zu einem Gefühl der gestörten Rollenausübung führen, in der er seine Rollenerfüllung als Vater, Mutter, Partner und/oder Ernährer in seiner Selbst- und/oder Fremdwahrnehmung als unbefriedigend empfindet. Das relativ junge Alter der KMT-Patienten, die zum Teil während des Aufbaus einer Familie erkranken, führt häufig zu einer Situation, in der Elternteile das Gefühl haben, den Kindern kein(e) gute(r) Mutter/Vater mehr sein zu können, ohne ihnen dies verständlich übermitteln zu können. Belastungen entstehen bei Männern vor allem aus der Ernährerrolle, in der sie sich um die derzeitige und zukünftige finanzielle Situation der Familie sorgen.

Insgesamt stellt die KMT eine Partnerbeziehung auf eine außergewöhnliche Belastungsprobe, die nicht alle Partnerschaften unbeschadet überstehen. In Einzelfällen kommt es während der KMT sogar zu einem Bruch der Partnerschaft. Daß dies nicht ohne Auswirkungen auf den gesamten Krankheitsverarbeitungsprozeß bleibt, soll an dieser Stelle nur am Rande erwähnt werden.

Rollenbelastung der Angehörigen. Angehörige werden, wie der Patient, mit der Krankheit und ihren Folgen konfrontiert und müssen diese für sich verarbeiten. Eigene Krankheitsverarbeitung und die adäquate Unterstützung des Patienten können für die Verwandten/Bezugspersonen jedoch zu einer immensen Rollenbelastung führen. Vielfach sind es darüber hinaus auch Zukunftssorgen, die die Angehörigen beschäftigen.

Krankheitsverarbeitung. Deutlich werden bei allen Patienten die an sie gestellten hohen Anforderungen, die aus der eigentlichen Therapie sowie deren Nebenwirkungen und Komplikationen für die Krankheitverarbeitung entstehen. Bei den KMT-Patienten lassen sich je nach Persönlichkeit, persönlichem Umfeld und Krankheitsverlauf unterschiedliche Krankheitsverarbeitungsformen ausmachen. Sie umfassen ein Spektrum von aktivem, problemorientiertem Verarbeitungsverhalten über defensives bis zu vermeidendem Bewältigungsverhalten.

Ausreichende Zufuhr von Flüssigkeit und Nahrung

Veränderte Mundschleimhaut. Bestrahlungen und medikamentöse Behandlung können das Gewebe innerhalb des Mund-, Zungen- und Rachenbereiches schädigen. Die Patienten klagen über Schmerzen bei der

Pflegediagnose

Nahrungsaufnahme und eine Einschränkung des allgemeinen Wohlbefindens. Die schmerzhaften Veränderungen der Mundschleimhaut führen häufig zu einer freiwilligen Nahrungsreduzierung der KMT-Patienten. Sie empfinden den therapeutischen Rat, nur weiche Nahrungsmittel zu sich zu nehmen, als erneute Einschränkung ihrer schon zum Teil als eingeschränkt empfundenen Ernährung und somit als «weitere» Belastung.

Veränderte Nahrungsaufnahme: geringer als der Nährstoffbedarf. Verursacht durch eine veränderte Mundschleimhaut und das damit verbundene «Unbehagen« bei der Nahrungsaufnahme kann es zu einer verminderten Aufnahme von erforderlichen Nährstoffen kommen. Infolge der verminderten Energiezufuhr wird das allgemeine Schwächegefühl zusätzlich gesteigert.

Regulation von Ausscheidungen

Diarrhoe. Je nach psychischem Zustand, Allgemeinbefinden, Ausmaß und Ursache der Diarrhoe kann diese dem Patienten in seinem Krankheitsverarbeitungs- und Genesungsprozeß erhebliche Probleme bereiten. Das Auftreten einer Diarrhoe zählt zu den Kennzeichen einer GvHD; lang andauernder Durchfall kann deswegen bei den Patienten neben den körperlichen Konsequenzen zu großer Unsicherheit führen. Doch auch bei einer ärztlich erwünschten, gemäßigt auftretenden GvHD und damit einer kurzzeitigen Diarrhoe reagieren die KMT-Patienten ängstlich und aufgeregt.

Flüssigkeitsüberschuß. Zu den medikamentös bedingten Nebenerscheinungen zählen Ödeme im Fuß- und Knöchelbereich. Sie führen teilweise zu erheblichen Einschränkungen innerhalb der Mobilität und der sportlichen Aktivitäten der Patienten, was diese zum Teil als Therapierückschritt empfinden, worauf sie mit Niedergeschlagenheit und zum Teil mit Pessimismus reagieren.

Beeinträchtiger Hautzustand. Bedingt durch die Ganzkörperbestrahlung im Rahmen der Konditionierung und durch das Eintreten von Komplikationen liegt bei vielen Patienten ein beeinträchtigter Hautzustand vor. Hauptkennzeichen sind eine sehr trockene Haut (Bestrahlung) und Petechien (Thrombopenie). Im allgemeinen entstehen durch die trockene Haut für die Patienten keine Probleme; eine entsprechende fettzuführende Hautpflege wird in der Regel von den Patienten selbst übernommen.

Gewebeschädigung. Hautveränderungen können sowohl Kennzeichen einer GvHD sein als auch durch Auftreten von Druck bei bestehenden Ödemen verursacht sein. Ödematös bedingte Gewebeschädigungen führen zu gleichen Reaktionen wie die Ödeme selbst. Hautveränderungen, die Kennzeichen einer GvHD sind, führen bei den Patienten jedoch teilweise zu unterschiedlichen Reaktionen. Ein Teil der Patienten beobachtet nun sehr genau und akribisch jede weitere Veränderung der Haut. Im Gegensatz zu Temperaturmessungen springen vor allem Veränderungen im Bereich der Handinnenfläche «ins Auge» und ermöglichen so eine mehr oder weniger erwünschte kontinuierliche «Therapieinformation». Je nach Entwicklung der GvHD kann dies für die Patienten sehr belastend werden. Ein anderer, kleinerer Teil der Patienten reagiert mit Nichtbeachtung und Überspielen der Hautveränderungen.

Pflegediagnose

Hyperthermie. Eine Hyperthermie liegt vor, wenn die Körpertemperatur über den normalen Werten liegt; sie ist als Anzeichen einer Infektion und/oder einer GvHD zu werten. Die Patienten reagieren zum Teil ängstlich und sorgenvoll, was sich vor allem – auch nach Ansetzen einer in der Regel erfolgversprechenden medikamentösen Therapie – in einer regelmäßigen, in geringen Abständen vorgenommenen Überprüfung der Körpertemperatur äußert.

Gleichgewicht zwischen Ruhe und Aktivität

Schlafstörung. Viele Patienten klagen über nächtliche Muskelkrämpfe und Gelenkbeschwerden, die zu einer Störung des Schlafes führen. Niedergeschlagenheit und auch Ängstlichkeit wegen der als «Zusatzbelastung» empfundenen Beschwerden sind die häufigsten Reaktionen auf die Schlafstörungen.

Körperliche Aktivitätstoleranz. Allgemein weisen KMT-Patienten therapiebedingt verminderte Energie- und Kraftreserven für körperliche Aktivitäten auf, so daß ihr allgemeiner Aktionsradius am Anfang ihres Aufenthaltes eher beschränkt ist. Als mobilitätsbeeinträchtigend erweist sich vor allem eine Schwäche der Oberschenkelmuskulatur. Die meisten Patienten verarbeiten die allgemeine Körperschwäche zunächst sehr rational, als zu einer schweren Krankheit gehörend. Bei Verschlechterungen reagieren sie jedoch zum Teil mit Angst oder werten Veränderungen als persönliches Versagen.

Erhaltung eines Gleichgewichts zwischen Alleinsein und sozialer Interaktion

Soziale Isolation. Die durch die Immunsuppression notwendige Isolation kann je nach persönlichen Gewohnheiten zu einer sozialen Isolation führen, in welcher der Grad an zwischenmenschlicher Interaktion unter dem gewünschten Niveau zur Erhaltung des Wohlbefindens liegt. Körperbild-Störungen und ein situationsbedingtes niedriges Selbstwertgefühl können diese Isolation verstärken.

Abwendung von Gefahren

Infektionsgefahr. Die durch die Immunsuppression bedingte Infektionsgefahr stellt eine der vordringlichsten Gefahren und in ihren Auswirkungen eine unter Umständen existentielle Bedrohung der Patienten dar. Wie schon an anderer Stelle gesagt, sind KMT-Patienten sehr gut über prophylaktische Maßnahmen und Erkennungsmerkmale einer Infektion informiert. In der Regel werden die Patienten schon sehr früh zu einer Selbstbeobachtung angeleitet und wissen um die Wichtigkeit von Infektionsbeobachtung und -prophylaxe für ihren Genesungsprozeß.

Schmerzen. Wie erwähnt, können KMT-Patienten infolge medikamentöser Nebenwirkungen und einer allgemeinen Myopathie unter Gelenkschmerzen und Muskelkrämpfen leiden. Je nach persönlichem Schmerzempfinden und allgemeinem psychischem Zustand des Patienten werden durch die Gelenk- und Muskelschmerzen Wohlbefinden und Unabhängigkeit beeinflußt.

Pflegeplanung

Die Darstellung von Pflegemaßnahmen für jede Pflegediagnose wäre sicher wünschenswert, würde den Rahmen dieser Ausführungen jedoch sprengen. Deswegen soll exemplarisch an dieser Stelle ein möglicher Pflegeplan für eine Pflegediagnose – die Infektionsgefahr – skizziert werden (Abb. 2).

Daneben erschwert noch ein weiterer Punkt die Darstellung eines gesamten Pflegeplans für «den» KMT-Patienten. Für jeden Patienten gibt es individuell unterschiedlich ausgeprägte Selbstpflegefähigkeiten und, damit verbunden, ein unterschiedliches Ausmaß an Pflegebedürfnissen.

Pflegeplan

Infektionsgefahr. Die Ursache für die Infektionsgefahr ist eine therapiebedingte Immunsupprimierung, das Kennzeichen entsprechend eine Immunsuppression. Die Infektionsgefahr stellt ein Problem dar, welches andere Probleme (z. B. Machtlosigkeit, veränderter Selbstschutz und soziale Isolation) beeinflußt und als typisch für die Pflege von KMT-Patienten charakterisiert werden kann. Die KMT-Patienten sind über diese Gefahr, mögliche Erkennungsmerkmale einer Infektion und deren Prophylaxe sehr gut aufgeklärt. Sie führen, so weit es ihnen kräftemäßig möglich ist, selbständig eine entsprechende schützende Hautpflege, Hygiene-

Abbildung 2 Darstellung eines Pflegeplanes für die «Infektionsgefahr».

Name: Z. Vorname: A.

Datum	Selbstpflegefähigkeiten Selbstpflegedefizite	Ziele	Pflegemaßnahmen	A	B	C	Auswertung
				A=unterstützend, beratend	B=teilweise kompensatorisch	C=vollst. kompensatorisch	
01.01.1996	<u>Selbstpflegefähigkeiten</u> - Fr. Z. weiß um die Wichtigkeit einer Infektionsprophylaxe - Fr. Z. kennt die Risiken einer Infektion - Fr. Z. informiert die Pflege und oder den Arzt über Veränderungen - Fr. Z. kennt und wendet eigenverantwortlich prophylaktische Maßnahmen an nach KMT-Standard - Fr. Z. führt selbständig Selbstbeobachtungen von Haut, Schleimhaut, Stuhlgang, Urin und Temperatur durch nach KMT-Standard - Fr. Z. hat einen Hickman-Katheter, Einstichstelle reizlos - Fr. Z. kennt die Lebensmittel, die sie uneingeschränkt und eingeschränkt zu sich nehmen darf und die vermieden werden sollen	- Fr. Z. erfährt die Wichtigkeit ihrer Selbstbeobachtungen für ihre Behandlung - Fr. Z. wird sicher in ihren Beobachtungen - Fr. Z. ist infektionsfrei - frühzeitiges Erkennen einer GvHD - Fr. Z. fühlt sich befriedigend begleitet und unterstützt innerhalb ihres Krankheitserlebens	- Dokumentation der Selbstbeobachtungen in der Patientenkurve			X	3.1.96 Fr. Z. führt regelmäßig Selbstbeobachtungen durch 5.1.96 - Fr. Z. nennt z.T. Veränderungen erst bei genauer Nachfrage - Fr. Z. hat eine großflächige Rötung an Hand- und Fußinnenflächen - Fr. Z. gibt bei Nachfrage Urinveränderungen an: scharfer Geruch, Brennen beim Wasserlassen, häufiges Wasserlassen, hämorrhagischer Urin - Einstichstelle des Hickman-Katheters ist reizlos - Fr. Z. hat Kontakt mit der Ernährungsberatung aufgenommen
			- Ergänzung der Selbstbeobachtungen nach KMT-Standard durch eine pflegerische Beobachtung	X			
			- Beachten der Einhaltung der Hygieneregeln nach KMT-Standard von Fr.Z. und dem Haus-Reinigungsdienst	X			
			- Achten auf Reaktionen bei Frau Z. bezüglich der Ergebnisse ihrer Selbstbeobachtungen	X			
			- Vermittlung einer kontinuierlichen Gesprächsbereitschaft	X			
			- Inspektion der Einstichstelle des Hickman-Katheters				
	<u>Selbstpflegedefizite</u> - Für Fr. Z. ist die Hautbeobachtung am Rücken nur schwer möglich	- frühzeitige Erkennung einer GvHD	- Beobachtung des Hautzustandes am Rücken	X			
	- Fr. Z. ist sich nicht sicher, cb sie ihr Essen auch richtig zubereiten kann	- Fr. Z. kennt die richtige Zubereitung der Mahlzeiten und kann diese selbständig durchführen	- Weitergabe eines Informationsblattes an Fr. Z. über die Ernährungsberatung im Haus	X			15.1.96 - Fr. Z. hat Angebote der Lehrküche in Anspruch genommen, fühlt sich jetzt sicher bei der Zubereitung des Essens
			- Nachfragen, ob Fr.Z. Kontakt mit der Ernährungsbertung aufgenommen hat			X	

maßnahmen, Temperaturmessungen sowie Haut- und Schleimhautbeobachtungen durch. Die Pflege kann analog zu den Fähigkeiten des Patienten teilweise kompensatorisch (z. B. bei der Hautpflege) oder unterstützend-beratend (z. B. Anleitung zur Selbstbeobachtung) tätig werden. Gleichzeitig werden krankheitsbedingte Tätigkeiten nötig, beispielsweise Inspektion und optimaler Schutz von Katheter-Einstichstellen, die vom Patienten so weit wie möglich übernommen werden. Katheter-Einstichstellen werden in der Regel zusätzlich von den Pflegenden inspiziert.

Pflegeevaluation

Beobachtungen zur Entwicklung von Selbstpflegefähigkeiten und -bedürfnissen werden kontinuierlich durchgeführt und dokumentiert. Mit diesen Daten ist im Rahmen der Pflegeplanung eine regelmäßige Pflegeevaluation möglich. Eine Evaluation der individuellen Therapiezielsetzungen und -erwartungen findet in der Regel in Form eines Gespräches mit dem Patienten nach einem 2- bis 3wöchigen Aufenthalt und bei Abschluß der stationären Betreuung statt.

Pflegeevaluation

Die Entlassung des KMT-Patienten

Wesentliche Punkte der direkten pflegerischen Betreuung im Rahmen der Entlassung des KMT-Patienten ist ein bereits oben erwähntes Abschlußgespräch mit dem Patienten zur Gesamtevaluation der Pflege. Wird der Patient in ein anderes Krankenhaus verlegt oder ambulant weiter betreut, so wird ein Pflegebericht zur Information der zuständigen Pflegekräfte verfaßt.

Abschlußgespräch

Literatur

Etzel BS: Praktische Umsetzung eines Pflegekonzeptes: Die Betreuung von Patienten mit Tumoren stellt spezielle Anforderungen. Pflegezeitschrift 1996;49:82–85.
Gordon M: Pflegediagnosen. Berlin, 1994.
Krohwinkel M (Hrsg): Der pflegerische Beitrag zur Gesundheit in Forschung und Praxis. Schriftenreihe des Bundesministeriums für Gesundheit, vol 12. Baden-Baden, 1992.
Margulies A, Fellinger K, Kroner T, Gaisser A (Hrsg): Onkologische Krankenpflege. Berlin, 1994.
Orem DE: Nursing Concepts of Practise; 4th ed. St. Louis, 1991.

E. Panfil, Klinik für Tumorbiologie, Breisacher Straße 117, D-79106 Freiburg (Deutschland)